IBRASA

LIVROS QUE
CONSTROEM

Coleção "Saúde" – 47

VOLUMES PUBLICADOS:

01. Controle sua pressão .... W. A. Brams
02. Vença o Enfarte .... W. A. Brams
03. Glândulas, Saúde, Felicidade .... W. H. Orr
04. Cirurgia a seu Alcance .... R. E. Rotenberg
05. Ajude seu coração .... Vários autores
06. Saúde e Vida Longa pela Boa Alimentação .... Lester Morrison
07. Guia Médico do Lar .... Morris Fishbein
08. Vida Nova para os Velhos .... Heins Woltereck
09. Coma Bem e Viva Melhor .... Ancel e Margareth Keys
10. O Que a Mulher Deve Saber .... H. Imerman
11. Parto sem Dor .... Pierre Vellay
12. Reumatismo e Artrite .... John H. Bland
13. Vença a Alegria .... Harry Swart
14. Manual de Primeiros Socorros .... Hoel Hartley
15. Cultive seu Cérebro .... Robert Tocquet
16. Milagres da Novacaína .... Henry Marx
17. A Saúde do Bebê Antes do Parto .... Ashley Montagu
18. Derrame – Tratamento e Prevenção .... John E. Sarmo/Marta T. Sarmo
19. Viva Bem com a Coluna que Você Tem .... José Knoplich
20. Vença a Incapacidade Física .... Howard A. Rusk
21. O Bebê Perfeito .... Virgínia Apgar/ Joan Beck
22. Acabe com a Dor .... Roger Dalet
23. Causas Sociais da Doença .... Richard Totman
24. Alimentação Natural – Prós & Contras .... Maria C. F. Boog. Denise G. Da Motta e Avany X. Bon
25. Dor de Cabeça – Sua Origem/ Sua Cura .... Claude Loisy e Sidney Pélage
26. O Tao da Medicina .... Stephen Fulder
27. Chi-Kong – Os Exercícios Chineses de Saúde .... G. Edde
28. Cronobiologia Chinesa .... Gabriel Faubert e Pierre Crepon
29. Nutrição e Doença .... Carlos Eduardo Leite
30. A Medicina Nishi .... Katsuso Nishi
31. Endireite as Costas .... José Knoplich
32. Medicinas Alternativas .... Vários autores
33. A Cura pelas Flores .... Aluízio J. R. Manteiro
34. Domine seus Nervos .... Claire Weekes
35. A Medicina Ayur-Védica .... Gérard Edde
36. Prevenindo a Osteoporose .... José Knoplich
37. Salmos para a Saúde .... Daniel G. Fischman
38. Alimentos que Curam .... Paulo Eiró Gonsalves
39. Plantas que Curam .... Sylvio Panizza
40. Tudo sobre a Criança .... Paulo Eiró Gonçalves – Organizador
41. Sucoterapia .... Giovanna C. Bernini
42. Quando não há Médico .... Katsuzo Nishi
43. Nutrição e Saúde (A Terapia por meio dos Alimentos) .... Giovanna C. Bernini
44. O Poder das Ervas (Vida Natural) .... André Rezende
45. Saúde e um Estilo de Vida .... Paulo G. Freitas
46. Saúde e Vida Longa .... Artenio Olívio Rechter

ALMANAQUE DO BRASILEIRINHO

Como Combater a Fome e a Desnutrição Conservando o Meio Ambiente

André Rezende

C356a REZENDE, André.
Almanaque do brasileirinho: como combater a fome a desnutrição / André Rezende. - São Paulo
IBRASA, 2009. (Coleção: Saúde; 48)
192 p.

Bibliografica
ISBN 978-85-348-0287-1

1. Nutrição 2. Saúde alimentar 3. Pobreza
Título II. Série

CDU 612.392

Índice para Catálogo Sistemático:

1. Saúde Alimentar:	612.392
2. Nutrição:	612.39
3. Desnutrição	612.391

Maria José Oliveira
Bibliotecária CRB 5641/8

Almanaque do Brasileirinho

Como Combater a Fome e a Desnutrição Conservando o Meio Ambiente

André Rezende

IBRASA - Instituição Brasileira de Difusão Cultural Ltda.
São Paulo - SP

Direitos desta edição reservados à

IBRASA
Instituição Brasileira de Difusão Cultural Ltda.

Rua. Treze de Maio, 446 - Bela Vista
01327-000 - São Paulo - SP

Tel/Fax: (0xx11) 3284-8382
e-mail: ibrasa@ibrasa.com.br
home page: www.ibrasa.com.br

Capa:
Antonio Carlos Ventura

Coordenação e Produção Editorial:
Tania Jorge

Editoração Eletrônica:
Alex Andrade
www.artediagramacao.com.br

Revisão:
Tasso A.C. dos Santos

Publicado em 2010

IMPRESSO NO BRASIL - PRINTED IN BRAZIL

DEDICATÓRIA

Dedico esta obra a todas as pessoas que são solidárias, carinhosas, atenciosas e que preocupam-se em preservar a natureza e melhorar a qualidade de vida dos seres vivos:

Agricultores,
Agrônomos,
Assistentes sociais,
Ativistas do Greenpeace,
Biólogos,
Bombeiros,
Cientistas,
Colecionadores,
Comunicadores de Rádio,
Comunicadores de Televisão,
Dentistas,
Ecologistas,
Editores,
Escritores,
Enfermeiros,
Fisioterapeutas,
Fitoterapeutas,
Fotógrafos,
Funcionários de Saúde,
Funcionários do Ibama,
Fazendeiros,
Geólogos,
Herbistas,
Jornalistas,
Médicos,
Meteorologistas,
Nutricionistas,
Pajés,
Perfumistas,
Pesquisadores,
Poetas,
Polícia Florestal,
Preservadores do Meio Ambiente
Professores,
Produtores,
Religiosos,
Sitiantes,
Terapeutas Holísticos,
Terapeutas,
Vegetarianos,
Veterinários,
Voluntários, etc.

Eu amo e respeito a vida!
Faça como eu, meu caro leitor, defenda-a.
Eu acredito em Deus, na natureza e no ser humano.
Com tantas informações, recebidas a qualquer hora,
em qualquer lugar,
as pessoas, quer queiram, quer não,
hão de mudar suas consciências em prol da vida do planeta.
Nossa Mãe-Terra voltará a ser como merece!
Tenho fé
Na Misericórdia Divina!
Tenho Fé
Em que num futuro próximo, conseguiremos viver em harmonia!
Tenho Fé
Em que a fome irá ser coisa do passado
Tenho Fé
Em que as doenças não serão mais uma ameaça para nós!
Tenho Fé
Em você, leitor, que respeita a vida e ama seu País!
Tenho Fé
Em que você irá fazer sua parte!
Coragem!!
Faça sua parte, por menor que seja!
Ela é muito importante!
Nunca se esqueça de que Deus é justo!!!

Sumário

PREFÁCIO

Ao escrever este almanaque, pensei em soluções simples e baratas para melhorar a qualidade de vida das pessoas.

Quem seguir as orientações deste almanaque irá comprovar o quanto ele ajudará em escolhas melhores para o dia-a-dia.

Nós pensamos, principalmente, no maior problema do mundo dos primeiros tempos do terceiro milênio: A Fome.

Crianças com barrigas vazias, fracas e doentes.
Pessoas apáticas e indolentes, morrendo precocemente!

Essas crianças carentes não conseguem aprender as lições nas escolas. Milhares de pessoas morrem, atingidas por qualquer tipo de doença, devoradas pela desnutrição.

E pensar que o desperdício é notório. O que mais dói é sabermos que esse desperdício poderia ser evitado!

Desperdício nesta altura da vida é um crime!
Se fizéssemos um pequeno esforço, esse desperdício poderia não existir!!

Bastaria prestar mais atenção aos lixos das feiras dos mercados. São lixos nutritivos, ricos em vitaminas e sais minerais, que, na realidade, não são lixos. Estes produtos poderiam estar presentes nas mesas dos brasileiros com toda dignidade, alimentando e nutrindo pessoas carentes.

O ato de jogar fora os alimentos é igual ao de jogar fora a própria vida.

A verdade é que reaproveitamento alimentar deve ser ensinado às crianças, em casa e na escola. A nova geração crescerá com este registro em suas mentes.

Muito útil, também, seria aplicar nas escolas este projeto, que sugere uma horta a ser cultivada pelos próprios alunos.

O ensino das ciências naturais será mais produtivo, eficaz e adequado a nossa real situação.

Por meio de pesquisas, concluí que a fome e as doenças poderão ser amenizadas em até 70%, se houver um programa de orientação alimentar e um combate mais ativo à desnutrição.

Da natureza depende a nossa vida!

Na natureza, encontramos tudo, de alimento a remédio. Os princípios ativos naturais, sob a orientação de um profissional, conduzem a cura e previnem doenças como: cardiopatia, hipertensão, estresse, disfunções hormonais, dores em geral, anemia e muitas outras.

Levando em conta a baixa renda do povo brasileiro, o reaproveitamento alimentar é fator essencial, para melhorar a qualidade de vida.

Neste almanaque, procurei repassar a experiência e a sabedoria dos antigos, sobre os mais diversos assuntos do nosso dia-a-dia.

Nossas avós eram pessoas maravilhosas, que venciam grandes barreiras. Carinhosas e sorridentes, não mediam esforços. Criavam soluções inteligentes para os mais diversos problemas.

Aqui, o leitor encontrará alguns desses tesouros, para enriquecer sua existência.

Leia e guarde com carinho estas informações, e, quando for necessário, releia e faça bom proveito.

Assim, faça a sua parte, que nosso planeta voltará a ser puro, natural e feliz.

SAÚDE

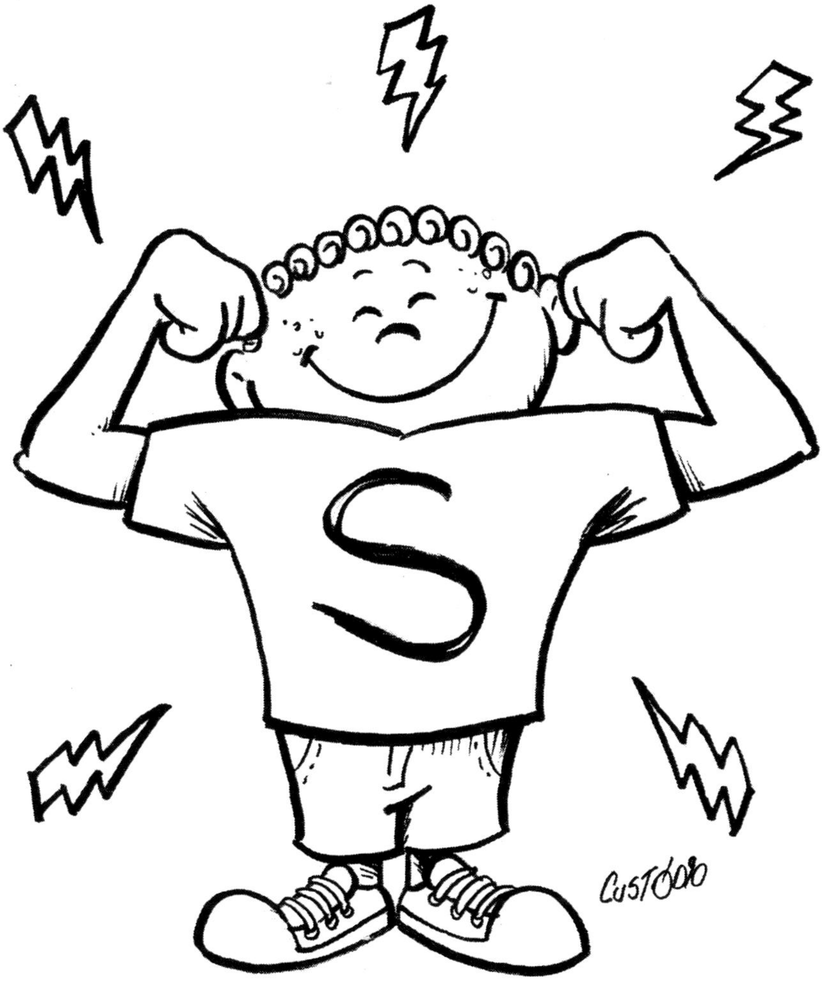

DICAS E SUGESTÕES

Beber bastante líquido:

Seu corpo agradecerá

Oito copos de água são suficientes para uma pessoa sedentária, mas é pouco para uma pessoa de vida ativa. Quanto mais calorias consome-se, mais líquidos a pessoa deve ingerir.

Quando o corpo transpira, há grande perda de água no sangue, que torna-se mais concentrado e fica com o nível de sal elevado.

Cuidado. Beber pouco líquido faz a pressão aumentar. E para eliminar a sensação de sede, é preciso devolver ao sangue sua concentração normal.

As pessoas que praticam atividades físicas devem ingerir bastante líquido.

Quanto às crianças, elas possuem o mecanismo de sede mal desenvolvido. No final de um dia quente, frequentemente tornam-se irritadas e isso pode ser um sinal de desidratação.

Muito cuidado com a desidratação infantil. Ofereça bastante líquido às crianças, pois muitas vezes se distraem brincando ou simplesmente têm preguiça de beber.

Os idosos também tendem a ser menos sensíveis à sede do que os mais jovens.

Nutricionistas lembram que a água, de preferência mineral, não é o único líquido para repor as necessidades orgânicas. Qualquer bebida, sem álcool, é saudável.

Até mesmo alimentos como laranja, alface, melancia, tomate, pepino, etc. contêm bastante água em seu peso e podem fornecer uma boa quantidade de líquidos.

Alguns especialistas, fazem restrições a água tratada com cloro, porque destrói a vitamina E. Se você estiver bebendo água com cloro, seu organismo não estará absorvendo a vitamina E.

As pessoas que bebem água clorada devem consumir iogurte, que é uma boa maneira de substituir a bactéria intestinal que o cloro elimina.

As mães, em fase de aleitamento, devem beber mais água do que o normal.

A água mantém viva todas as funções orgânicas.

É excelente nas dietas, pois, se ingerida antes das refeições, diminuirá o apetite, além de evitar que o intestino fique preso.

BEBA MUITO LÍQUIDO, POR FAVOR!

COMBATA O ALCOOLISMO

"O álcool é mau tranquilizante, torna pessoas infelizes ainda mais infelizes".

O alcoolismo é um problema de dimensões trágicas. O maior dano do alcoolismo é a destruição de famílias inteiras. É uma doença grave, sem sombra de dúvidas.

É resultado de um cérebro que perdeu a capacidade de decidir quando começar a beber e quando parar.

Cuidado com bebidas alcoólicas:

"Primeiro o homem toma a bebida, e, depois, a bebida toma o homem".

O alcoólatra é alguém que perdeu sua liberdade de escolha.

O alcoolismo, como as demais doenças psiquiátricas, é determinado por um conjunto de fatores, genéticos e sociais.

Se seus pais e avós eram alcoólatras, esse é um sinal de alerta. Você deve usar o álcool com muito cuidado, pois sua predisposição genética é bem mais forte.

Se não houver um fator que desencadeie a doença, a pessoa pode passar a vida sem ter problemas com o álcool.

O álcool piora a depressão.

A pequena euforia que caracteriza o pilequinho é sintoma do início da depressão profunda do sistema nervoso central.

A embriaguez deve ser encarada como algo grotesco.

Nossa cultura está começando achar que o cigarro é ruim. No entanto, continuamos a achando que ficar bêbado numa festa é divertido.

O álcool é um problema muito grave. O indivíduo alcoólatra provoca acidentes de trânsito e sofre com frequência de doenças do fígado.

Porém, o maior mal é que provoca problemas graves a sua volta, a começar pela família.

As pessoas que estão sob o risco do alcoolismo são as que bebem regularmente.

Mas se você não beber diariamente, pode usufruir socialmente da bebida em festas, em casamentos, no carnaval, etc. e nunca se tornar um alcoólatra.

A família de um alcoólatra pouco pode fazer por ele.

O essencial é que não se deve proteger alguém de seu alcoolismo. Se uma mulher encontrar seu marido caído ao chão, desmaiado sobre seu próprio vômito, não deve dar-lhe banho nem tampouco, levá-lo para a cama.

O único caminho para sair do alcoolismo é a pessoa descobrir que o álcool é seu inimigo.

Meu amigo, se você é dependente do álcool, saiba que o melhor remédio para sair desse drama é a sua conscientização. Encare o problema de frente. Você não é o primeiro e nem será o único. Procure um tratamento para o problema. A sua saúde, sua família e as pessoas que te amam, irão agradecer. Não existe mal neste mundo que não possamos resolver.

A cura depende de você!

Não é papel da família tentar convencer o alcoólatra de que o álcool é um grande mal para ele. Na verdade, nessa situação, a família também precisa de ajuda. E deve procurar nos Alcoólicos Anônimos, a divisão voltada ao apoio às famílias de alcoólatras.

É muito doloroso conviver com uma pessoa nessa situação. Conviver e conversar com quem tem o mesmo problema, é essencial.

O AA (Alcoólicos Anônimos) possui tratamento gratuito, e que perdura para sempre, pois ensina as pessoas dependentes a evitar o primeiro gole.

Além disso, tem um componente espiritual importante e permite que o indivíduo crie um círculo de amigos sóbrios.

É o melhor tratamento gratuito que possuímos no mundo.

CONSELHOS DE SAÚDE

Anemia:

É um problema comum e muito mais sério que se possa imaginar.

A anemia provoca em adultos e crianças os seguintes sintomas: fraqueza, perda de memória, de raciocínio e da alegria de viver.

Cuidado !

Com o passar do tempo, pode levar até à morte.

Existe também o perigo de provocar câncer no sangue.

A primeira providência em caso de anemia é comer alimentos ricos em ferro tais como: fubá, feijão, verduras e beterraba. Utilize todos os talos das verduras; adoce com rapadura, tome suco de agrião e ingira alimentos ricos em vitamina C para aumentar a resistência do organismo. Utilize a receita da multimistura para enriquecer todos os alimentos (ver págs 129 e 138).

Os alimentos que combatem a desnutrição não são caros e os mais diversos talos encontram-se de graça em qualquer feira livre.

Importante: toda doença, quando detectada no início, geralmente tem cura e o sofrimento é bem menor.

Colesterol:

Muitas pessoas sofrem desse mal, e os sintomas não são evidentes.

É uma doença perigosa que pode chegar a provocar derrame cerebral.

Para evitá-la ou combatê-la, não se deve ingerir gorduras em excesso.

Faça exercícios físicos regularmente. Para controlar o colesterol, aconselha-se uma visita ao médico anualmente.

Diabete:

É a elevação do nível de açúcar no sangue.

Os sintomas são: sede excessiva, tonturas, etc.

Pode trazer sérias consequências, como impotência sexual, cegueira, problemas circulatórios, dificuldade de cicatrização, obesidade, entre outros.

Aconselha-se procurar um médico para realizar exames de rotina.
Caso seja constatada a diabete, não deixe de tomar os medicamentos indicados e siga rigorosamente a dieta.

Lembre-se: sua vida está em risco e sua saúde depende do seu bom-senso.

Doenças comuns entre pessoas com mais de quarenta anos.

Homens:
Procure, realizar anualmente o exame de próstata.
Se for detectado a tempo, será mais fácil a solução de qualquer problema. Os tratamentos poderão evitar a impotência sexual e o câncer.

Mulheres:
Procure realizar anualmente os seguintes exames: papanicolau e mamografia.
Se acaso, sentir dores ou sangramento fora do período menstrual, procure um médico, pois poderá ser o indício de um mioma.
No banho, tocar os seios conforme indicado nas campanhas pela TV. Não entre em pânico, se encontrar algo suspeito.

Procure imediatamente um médico para orientação.

Toda mulher tem que realizar exame ginecológico uma vez por ano.

Fungos e Alergias:
A asma, as bronquites, rinites, sinusites, coceiras, manchas na pele, os vermelhões, etc. podem ser evitados. Como?
Procure um médico. Cuidado se mantiver contato com paredes úmidas, mofadas e lugares escuros, pois poderão trazer sérios danos a sua saúde.
Hipertensão (pressão alta):
É um mal perigoso. Essa doença deve ser controlada, constan-

temente com idas frequentes ao posto de saúde. Evite os alimentos com sal, as bebidas alcoólicas e o fumo.

Ingira bastante líquido e faça caminhadas diárias.

Quem fizer uso de medicamentos para combatê-la não deve deixar de tomá-los regularmente, como indicado pelo médico.

A obesidade é um fator que predispõe ao agravamento do quadro.

Quando sentir qualquer sintoma que fuja da normalidade, como dor no peito, tontura, palidez facial, pressão na cabeça, mal-estar geral, procure ajuda médica imediatamente. Esse procedimento pode salvar sua vida.

Vermes:

Procure um posto de saúde para realizar, anualmente, o exame de fezes.

A pessoa infectada com vermes perderá todas as vitaminas preciosas para seu organismo.

Trate de eliminá-los conforme prescrição médica.

DESIDRATAÇÃO – Como Evitar

Os sintomas da desidratação são:
Vômito, diarréia e diminuição da elasticidade da pele.

As providências a serem tomadas são:
Suspenda imediatamente a alimentação. Dê à pessoa com esses sintomas o soro caseiro.

Receita do soro caseiro:
1 copo (bem limpo) de água filtrada ou fervida.
2 colheres (chá) de açúcar.
1 colher (chá) de sal.

Dissolva e misture bem.
Obs: Pode-se preparar quantos copos forem necessários.

Dosagem (crianças):
1 colher (sopa) do soro caseiro de 20 em 20 minutos.

Dosagem (adultos):
2 colheres (sopa) do soro caseiro de 20 em 20 minutos.
Obs: No caso de vomitar o soro caseiro, dê novamente a mesma dose.
Se o vômito persistir ou se houver ânsia e enjoo, proceda da seguinte forma:
Esprema 1/2 limão em um copo com água filtrada.

Adultos:
1 colher (sopa) de 20 em 20 minutos.
(alternando com o soro caseiro)

Crianças:
1 colher (chá) de 20 em 20 minutos.
(alternando com o soro caseiro)

Obs: Isto é, a cada 10 minutos, tome uma dose de água com limão, sendo a próxima dose de soro caseiro, e assim por diante.

Quando o vômito desaparecer, suspenda a água com limão.

Se for possível, tome água de coco verde.

Assim que a diarréia melhorar, pode-se voltar com uma alimentação leve.

Alimentação:

Arroz bem cozido com batata e cenoura, sem gordura.

Maçã e banana.

Bebidas:

Chás: camomila e erva-doce sem açúcar (de preferência frio).

Sucos: caju, goiaba, melão (natural, sem açúcar e com água filtrada).

Não havendo melhora no prazo de doze horas, leve o paciente imediatamente a um hospital.

DIETA – Dicas

Para emagrecer, precisa-se queimar, diariamente, mais calorias do que consumir.

É recomendável, junto à dieta, praticar exercícios físicos regularmente, no mínimo três vezes por semana.

Combine exercícios aeróbicos, tais como: ciclismo, natação, caminhada, corrida, etc.

Reeducação Alimentar:

Consiste em comer exatamente tudo o que você sentir vontade com moderação.

Diminua apenas a quantidade de açúcar e carboidratos da alimentação.

No almoço, coma primeiro as verduras e legumes, depois a carne.

Deixe por último os carboidratos (arroz, macarrão, etc.), pois quando for consumir os alimentos que contêm mais calorias, sua fome já terá sido saciada.

Evite, massas no jantar.

Truques para Emagrecer

Compre um caderno e marque tudo o que comer. Assim, quando ler, verá quantos "pecadinhos" cometeu e evitará no próximo dia.

Substitua açúcar por adoçante e produtos comuns por produtos *lights*. Observe a diferença.

Na hora da fome

Coma algo leve e não fique muito tempo em jejum entre as refeições.

Prepare um suco *light* e refrescante.

Bata gelatina *diet* com água gelada e um pouco de fruta a escolher: laranja, morango, etc.

Alimentos ricos em fibras matam a fome. Esses alimentos exigem uma mastigação lenta e fazem com que o cérebro receba a mensagem de que a pessoa está satisfeita.

Coma as refeições com saladas: o organismo levará mais tempo para sentir-se saciado e, assim você sentirá menos fome.

Nunca troque uma refeição completa por somente sucos ou saladas, pois, o corpo sentirá falta de alimentos consistentes e, quando menos esperar, você irá sentir uma fome colossal e irá acabar furando a dieta. Cuidado. Comer de tudo é uma arma poderosa. Irá dar forças para combater os ímpetos devoradores.

Tome bastante água: Assim irá manter o organismo hidratado e não confundirá fome com sede.

Antes de começar, ligue-se nessas dicas:

No verão, aproveite para comer muita salada.

Sucos de frutas também são fundamentais para repor as energias e alimentar o corpo.

A atividade física influirá bastante: quem se exercita, tem maiores possibilidades de perder peso. O metabolismo ficará ativado e você gastará energia mesmo quando não estiver se exercitando. Procure, exercitar-se pelo menos três vezes por semana.

Nada de abrir o açucareiro. Use adoçante artificial daqui para frente.

Respeite as quantidades indicadas e não diminua ou aumente as porções.

São cinco refeições diárias: alimente-se sempre no mesmo horário e não pule nenhuma das refeições. O horário é importante.

1º dia: Isso! Ânimo!! Você começará a dieta. Aproveite para planejar o que vai comer durante o dia. Tenha sempre por perto alguma fruta e vegetais frescos. Se apertar a fome na hora de dormir, resista e procurar afastar-se da geladeira. Tome um chá gelado, com adoçante.

2º, 3º e 4º, dias: Calma. Há um processo de adaptação. Seu estômago ainda está se acostumando com menos alimento. A sensação de fome é normal e irá passar.

Tenha fé e aguente firme.

5º e 6º dia: A fome diminuirá. Você irá sentir-se mais leve. Já deve ter perdido algumas boas gramas. Não é ótimo?

7º dia: Término da primeira semana. Capriche na atividade física, para ajudar seu corpo a emagrecer.

8º dia: Não desanime e não desgrude da balança. Agora seu corpo está realmente perdendo gordura, apesar de não aparentar.

9º dia: Seu corpo necessita de todos os nutrientes, para queimar as gorduras.

Não pense que, se comer menos que o indicado no cardápio, você irá perder mais peso.

10º e 11º dias: E a hidratação, como anda? Agora, mais do que nunca, é necessário beber bastante água.

12º dia: Nada de ceder às tentações, hein! Você está emagrecendo, mas a dieta ainda não chegou ao fim. Seja forte e comece a planejar seu programa de manutenção. Ou você irá querer ganhar tudo de novo?

13º dia: Você já emagreceu e deve estar se sentindo bem melhor. Parabéns!!

14º dia: Anime-se e irá continuar a perder peso. Mantenha a reeducação alimentar.

Durante a dieta, você poderá ir ao barzinho e até ao restaurante, isso se você tiver força de vontade. Quer ver como?

- Não vá ao bar ou restaurante com fome. Coma algo antes.

- No bar, não beba nada alcoólico. Bebidas só *diets.*

- Se quiser, beliscar alguma coisa, peça cenouras cruas ou coisas assim.

- No restaurante, escolha saladas e verduras: vegetais em palitos (pepinos, cenouras, rabanetes, salsão, etc.) na tigela com gelo serão a melhor pedida. Para o prato principal, peça vegetais ao vapor, peito de frango grelhado, etc.

– Recuse a sobremesa ou peça, no máximo, uma fruta, desde que não seja em calda.

DOAR ÓRGÃOS

A doação de órgãos é um ato pelo qual manifestamos a vontade de que, a partir do momento de nossa morte, uma ou mais partes de nosso corpo (órgãos ou tecidos), em condições de serem aproveitadas para transplante, possam ajudar outras pessoas.

Não é difícil doar órgãos, mas muitos de nós temos medo da morte.

Não queremos preocupações com esse tema em vida. É muito mais cômodo não pensarmos sobre esse assunto.

TRANSPLANTE

O que é transplante?

Transplante é um procedimento cirúrgico que consiste na reposição de um órgão ou tecido de uma pessoa doente (receptor) por outro órgão normal de um doador, em geral falecido.

Existem, também, transplantes entre pessoas vivas, no caso de órgãos duplos.

Transplante não é cura. É um tratamento que pode prolongar a vida com melhor qualidade.

O Transplante exige cuidados médicos constantes e usa-se uma série de medicamentos pelo resto da vida. Apenas são indicados quando todas as outras terapias foram consideradas ou excluídas.

Quais as partes do corpo que podem ser doadas para transplante?

- Cabeça do fêmur
- Cartilagem costal
- Crista ilíaca
- Coração
- Córneas
- Fascia lata
- Fígado
- Intestino

- Medula óssea
- Ossos
- Ossos longos
- Ossos do ouvido interno
- Pâncreas
- Pele
- Pulmões
- Rins
- Tendão da patela
- Válvulas cardíacas
- Veia Safena

Somente no Brasil, cerca de 42.000 pessoas estão em lista de espera por um transplante. Só não é doador de órgãos quem não quer. Mas quem não quer salvar a vida de alguém que necessita de uma doação? Doe seus órgãos enquanto é tempo.

Isso é uma atitude que demonstra a nobreza de seu caráter.

DOAR SANGUE

O que é doar sangue?

Doar sangue é uma ação de solidariedade e cidadania absolutamente importante para a preservação da vida.

A maioria das pessoas desconhece que doar sangue é um processo simples, rápido e indolor. Diariamente ocorrem acidentes nas ruas, rodovias e residências. Muitos pacientes são operados em situações emergenciais. Outros aguardam em hospitais a presença de possíveis doadores.

O sangue, fluido essencial para a continuidade da vida, não tem, até o momento, nenhum substituto, o que torna a doação voluntária imprescindível para aqueles que necessitam de uma transfusão.

Imagine-se no lugar de alguém que esteja enfrentando este problema, cuja solução depende de um doador voluntário. Se estivesse num hospital, mas seu tipo de sangue não estivesse disponível nos bancos de sangue, ou se não fosse encontrado um doador com o tipo de sangue compatível com o seu. Se acaso esse problema não fosse resolvido a tempo, você poderia não sobreviver. Isto não seria terrível?

Para realizar este gesto de amor ao próximo e salvar vidas, o que é necessário?

- É importante gozar de boa saúde.
- Ter ingerido alimentos leves e sem gordura antes da doação (ex.: frutas, leite desnatado, suco de frutas, etc.)
- Ter entre 18 e 65 anos.
- Pesar acima de 50 kg.
- Dormir no mínimo 6 horas (durante a noite) antes da doação.
- Não ser portador de doenças infecto-contagiosas.
- Portar documento de identidade com foto.
- Responder a um questionário, para tornar a doação sem riscos ao receptor.

HIGIENE DOS ALIMENTOS

• Guarde os alimentos com cuidado.

• Mantenha os recipientes e os locais onde irá armazenar os alimentos devidamente limpos, frescos e secos.

• Certifique-se de que os recipientes onde serão colocados os alimentos apenas sejam utilizados para esse fim. Não guarde alimentos em recipientes que não sejam apropriados para isso.

• Siga cuidadosamente as instruções contidas nas etiquetas dos alimentos.

• Mantenha os alimentos crus e congelados acondicionados em recipientes separados.

• Não conserve os alimentos por muito tempo: jogue fora se estiverem estragados ou contaminados.

• Cozinhe ou resfrie os alimentos perecíveis o mais rápido possível.

• Manuseie os alimentos com cuidado.

• Limpe o local onde irá preparar os alimentos.

• Lave bem as mãos e todos os utensílios antes e depois de manusear os alimentos crus.

• Lave todos os utensílios de cozinha em água limpa e quente com detergente após cada refeição.

• Utilize água potável para cozinhar e lavar os utensílios de cozinha.

• Não deixe restos de comida no local onde irá preparar os alimentos.

• Evite tossir ou espirrar e não toque no nariz, na boca, etc. enquanto preparar as refeições.

• Evite cozinhar se estiver doente, com feridas ou corte nas mãos. Caso não haja outra saída, tome cuidado com as medidas de higiene e utilize luvas.

• Mantenha insetos, pragas, animais e poeira longe dos alimentos.

• Mantenha os alimentos na temperatura ideal.

"Que seu alimento seja seu remédio, que seu remédio seja o seu alimento" (Hipócrates, filósofo grego).

HIGIENE BUCAL

- Cuidar de sua boca é garantia de um sorriso bonito.
- Uma boca bonita não é apenas sedutora: é sinal de boa saúde.

Dicas básicas para a higiene e a saúde oral são:

- Escove os dentes, com uma escova macia e pelo menos três vezes ao dia.
- Use o fio dental depois de todas as refeições.
- Evite o excesso de açúcar e café.
- Não fume.

Esses cuidados, por mais simples que sejam, são capazes de evitar os mais frequentes problemas que atingem nossa saúde bucal, tais como: cárie, gengivite, placa bacteriana e o constrangedor mau hálito.

Visite o dentista a cada seis meses. (Marque consulta nos postos de saúde).

O que é cárie?

A cárie é uma das doenças dentárias causadas por bactérias e decorre da má higienização da boca.

Como age a cárie?

As bactérias aderem ao dente, formando uma camada incolor chamada de placa bacteriana.

Quando ingerimos os alimentos, as bactérias se "alimentam" dos restos de comida que ficam dissolvidos na boca (principalmente açúcares). Um dos produtos finais de seu metabolismo são ácidos. Quando esses ácidos entram em contato com os dentes, causam uma desmineralização, formando cavidades, popularmente chamadas de "panelas".

Sintomas da cárie

O principal sintoma da cárie é a dor. A dor de dente significa que algo não vai bem.

Portanto, se sentir dores constantes no dente quando ingerir algo doce ou gelado, procure o dentista imediatamente.

Como evitar?

Evitar a cárie é muito simples:

- Reduza a frequência de ingestão de açúcar.
- Crie o hábito de escovar os dentes sempre após as refeições.

Com esses cuidados, haverá a redução da formação da placa bacteriana e, consequentemente, do desenvolvimento das cavidades.

Como tratar?

A cárie desenvolve-se lentamente.

O primeiro sinal é uma mancha branca e opaca, que o dentista irá identificar.

Essa mancha significa que você tem cárie, mas ainda não tem um buraco no dente. Nesse momento, a cárie poderá ser tratada sem o uso de brocas apenas com a escovação e a aplicação de flúor.

No estágio mais avançado, a cárie forma um buraco no dente, e torna-se necessário um tratamento restaurador, que irá devolver a forma original e a saúde ao paciente.

O que é gengivite?

A gengivite é a inflamação da gengiva, causada pela presença da placa bacteriana e de tártaro.

Sintomas

A gengiva fica avermelhada e inchada (a cor normal da gengiva sadia é rosa claro).

Ocorre sangramento com a escovação, com o fio dental e até mesmo durante as refeições.

O sangramento é o sinal da gengivite e mostra ao paciente que aquele local necessita de maiores cuidados durante a escovação.

Como evitar?

- Reduza a ingestão de açúcares.
- Tenha o hábito de escovar os dentes sempre após as refeições.

Com esses cuidados, você irá reduzir a formação da placa bacteriana e, consequentemente, a ocorrência da gengivite.

Como tratar?

Deve-se escovar bem os dentes, para remover a placa bacteriana.

A remoção do tártaro pelo dentista reverterá a inflamação da gengiva.

Mau Hálito – O que causa?

O mau hálito, conhecido também como halitose, possui diversas causas.

Existem causas locais (má escovação, feridas cirúrgicas, periondontite) e causas sistêmicas (diabete, prisão de ventre) que podem ocasionar a halitose. Porém, mais de 90% dos casos são causados por bactérias presentes na boca, principalmente no dorso da língua, que produzem compostos voláteis (que evaporam-se) à base de enxofre – cujos cheiros são horríveis.

Sintomas:

A halitose ao acordar é perfeitamente normal.

Porém, se após escovar os dentes e tomar o café da manhã, o mau hálito persistir, deve-se observar a língua. Observe se há na parte de cima a presença de uma massa esbranquiçada. Ela é chamada de saburra. A saburra nada mais é do que uma massa de bactérias que produzem o mau hálito, e deve ser removida. Sua remoção é feita por meio da escovação ou de dispositivos adequados.

Como evitar?

No caso das causas sistêmicas, o tratamento médico deverá resolver o problema.

Nas causas locais, o tratamento dentário levará à melhora do quadro.

Contudo, a limpeza da língua com a escova dental ou dispositivos adequados deverá eliminar o mau hálito.

O que é placa bacteriana?

A placa bacteriana nada mais é do que o acúmulo de bactérias, que depositam-se sobre os dentes. Forma-se quando não há higienização correta.

Sintomas

Se ficarmos sem escovar os dentes por algumas horas, iremos sentir, com a própria língua, uma camada diferente sobre os dentes. Isso é a placa bacteriana.

Como evitar?

O uso do fio dental e a escovação removem a placa bacteriana.

Existem alguns agentes químicos que conseguem remover a placa bacteriana. Mas isso só deve ser feito em alguns casos, após a indicação do dentista.

Tártaro

O tártaro é uma evolução da placa bacteriana.

Ele aparece, quando a placa bacteriana não é removida e acaba por endurecer.

Sintomas

O tártaro é visível, sob a forma de uma camada amarelada nos dentes, na linha da gengiva.

Também somos capazes de senti-lo com a própria língua.

Como evitar?

A maneira de evitar o tártaro é a mesma de evitar a placa bacteriana, ou seja, escovar bem os dentes e usar o fio dental.

Como tratar?

É importante não deixar a placa se calcificar. Quando isso acontece, o tártaro forma-se e fica impossível, removê-lo apenas com a higienização.

Apenas o dentista é capaz de fazer isso.

HIGIENE NO LAR

Você sabia que várias doenças são provocadas pela falta de higiene?

Vermes, fungos, doenças pulmonares e de pele, infecções, conjuntivites, bactérias, etc., são frutos da sujeira. Deve-se manter o lar sempre bem asseado, arejado e organizado.

Além de fazer bem a sua saúde e a de sua família, irá fazer muito bem a sua mente.

Você sabia que um barraco de favela pode estar mais limpo e ajeitado do que uma mansão?

Cuidados básicos:

- Lave bem os alimentos antes de comer. Deixe de molho, dentro de uma vasilha com água e uma colher (sopa) de água sanitária durante uma hora. Depois, lave bem em água corrente.
- Antes de preparar as refeições, lave bem as vasilhas e panelas.
- Limpe a geladeira uma vez por semana com pano embebido em água e vinagre.
- A água sanitária é o melhor produto para limpar a casa, os banheiros, a cozinha, o assoalho, os panos de limpeza, etc.
- Nunca deixe o lixo destampado e nem jogue aos arredores. O lixo é uma isca para insetos que trazem doenças.
- Não deixe água parada. Pode atrair o mosquito da dengue e outros microorganismos nocivos à saúde.
- Não fume em hipótese alguma, mas se for inevitável, tente não fumar dentro de casa.
- Não durma com a louça por lavar. Isso pode atrair bichos e demonstrar desorganização.
- Evite guardar panelas dentro da geladeira. Os alimentos absorvem as toxinas dos metais. Utilize plásticos com tampas.
- Evite reaproveitar o óleo já muito usado em outras frituras.
- Nunca misture, utensílios de seres humanos com os de animais. Jamais deixe seu cachorro comer no seu prato, mesmo que você ache uma gracinha. Nunca lave os pratos dos animais na mesma pia que você lava os utensílios da família.

• Não jogue lixo na rua. Respeite os outros. Lugar de lixo é no lixo.

• Nunca permita que um animal durma no mesmo local que você.

• Nunca coma alimentos mofados, mesmo que esteja somente em um canto.

• Lave as mãos toda vez que tocar em um animal.

• Não junte tranqueiras: madeiras, papelões, cadernos usados, móveis quebrados, portas velhas, roupas velhas, etc. Isso pode atrair vários tipos de insetos.

Obs: Você pode pensar que essas recomendações são uma bobagem. Mas eu te garanto que muitas pessoas escaparam de graves doenças porque abriram os olhos enquanto era tempo! Abra os olhos você também! Você e sua família merecem!

HIGIENE PESSOAL

Da boa aparência, depende seu sucesso pessoal. Não confunda boa aparência com beleza física. É bem diferente. Higiene é uma questão de saúde:

- Mantenha as unhas bem aparadas e limpas.
- Mantenha os cabelos bem limpos e sempre penteados.
- Lave as mãos antes das refeições.
- Tome banho diariamente e use sabonete.
- Dê descarga e lave as mãos sempre que fizer suas necessidades.
- Enxugue-se sempre em toalha limpa e nunca se esqueça de estendê-la para secar.
- Troque suas roupas de cama no mínimo semanalmente.
- Não ande descalço, mesmo dentro de casa.
- Escove os dentes com pasta dental, três vezes ao dia.
- Vá ao dentista pelo menos uma vez ao ano.
- Não use roupas faltando botões ou manchadas. Isso depõe contra você.

Dicas:

Desodorante caseiro:

Corte um limão ao meio e esfregue embaixo do braço durante o banho.

Se tiver problemas com odores nos pés, use também o limão durante o banho.

Mau hálito:

- Bata no liquidificador o suco de um limão com água e um punhado de hortelã.
- Faça bochechos, ou, se preferir, tome 1 xícara (café) três vezes ao dia.

Espinhas e frieiras:

Descasque uma folha de babosa e aplique a polpa nos locais

afetados uma ou duas vezes ao dia. A babosa tem efeitos bactericidas e cicatrizantes.

Olhos inchados:
Faça compressas com chá de camomila gelado uma vez ao dia.

MEDICINA CASEIRA

Acidez no estômago
1 batata pequena
1 copo de água
Bata junto, coe e tome.
Obs: Isso irá melhorar a queimação do estômago.

Cólica intestinal ou menstrual
6 folhas de louro
1 colher (sopa) de erva-doce
Noz-moscada ralada
2 copos de água
Ferva todos os ingredientes e coe. Tome uma xícara (chá) bem morna de duas em duas horas.

Corrimento vaginal
8 folhas de nabo
1 litro de água
Ferva e faça lavagem vaginal à noite.

Diabete
1 cebola grande
1 punhado de vagem
1 litro de água
3 limões
Bata tudo no liquidificador e coe. Tome aos poucos durante o dia (sem sal ou açúcar).

Diarréia
Folhas de goiabeira
Faça um chá e tome aos poucos durante o dia.

Dor de cabeça
1 jiló

1 copo de água
Bata o jiló e tome gelado, sem açúcar.

Dor de ouvido
Sumo da flor de abóbora
Pingue o sumo da flor de abóbora.
Faça compressas quentes. Esquente um pano com o ferro de passar.

Febre
Talo de abóbora verde
1 colher (sopa) de sabugueiro
1 copo de água
Prepare um chá e coe. Tome uma xícara (chá) de uma em uma hora.

Feridas em geral
Folhas de confrei
Seiva de babosa
Lave as feridas com chá de folhas de confrei quatro vezes ao dia.
Use a seiva de babosa após secar as feridas.

Fígado
3 folhas de boldo
1 folha de carqueja
1 copo de água
Bata todos os ingredientes e coe.
Tome uma xícara (chá) quatro vezes ao dia

Garganta – Rouquidão
1 pedaço de gengibre (ralado)
1 punhado de cascas de romã
1 punhado de malva
1 punhado de confrei
Prepare um chá com os ingredientes.
Faça gargarejos várias vezes ao dia.

Gripe
1 limão (cortado)
2 dentes de alho
1 copo de mel
Água
Ferva todos os ingredientes.
Tome uma xícara (chá) morna duas vezes ao dia.

Hemorróidas
1 punhado de folhas de café
1 punhado de erva-de-bicho
Faça banho quente com as folhas de café.
Prepare um chá com as ervas-de-bicho e tome uma xícara (chá) quatro vezes ao dia.

Inflamação nos olhos
1 punhado de camomila
Seiva de babosa
Preparar o chá de camomila, coar e misturar com a seiva de babosa.
Fazer compressas frias, várias vezes, ao dia.

Intestino ressecado
1 colher (sopa) de farelo de trigo
1 copo de suco de laranja
3 ameixas pretas
Bata todos os ingredientes e tome em jejum pela manhã.

Intestino preso
1 punhado de cáscara-sagrada ou sene
Prepare um chá e tome ½ copo à noite.
Evite comer carne vermelha.

Pedra nos rins
1 colher (sopa) de sementes de melancia

1 punhado de quebra-pedra
1 litro de água
Bata todos os ingredientes e coe.
Tome aos poucos, um litro por dia.

Picada de inseto e frieiras
1 folha de babosa (cortada)
1 litro de álcool
Coloque a folha de babosa no litro de álcool.
Passe no local quatro vezes ao dia.

Pressão alta
1 colher (sopa) de alpiste
1 litro de água
Ferva os ingredientes.
Tome aos poucos, durante o dia.
Evite consumir sal.

Queimaduras
Seiva de babosa
Sumo de salsinha
Bata os ingredientes com um pouco de água filtrada.
Aplique no local.

Reposição hormonal
3 folhas de amora
1 punhado de gergelim preto
Salsinha batida
Prepare um chá com os ingredientes.
Recomenda-se comer bastante inhame.

Retenção de líquido
2 peras
2 copos de água
Corte as peras e ferva. Tome um copo quatro vezes ao dia.

Reumatismo
1 pedaço de gengibre (ralado)
1 punhado de folhas de eucalipto
1 punhado de folhas de capim-gordura
4 litros de água
Ferva todos os ingredientes.
Aplique compressas quentes nas dores à noite.

Sistema Nervoso
1 maçã (cortada)
1 punhado de melissa
2 copos de água
Ferva os ingredientes.
Tome um copo quatro vezes ao dia.

Tosse e Catarro
1 cebola
4 dentes de alho
1 colher (sopa) de açafrão
1 copo de mel
1 xícara (chá) de gengibre ralado
Bata todos os ingredientes.
Tome uma colher (sopa) de duas em duas horas.

Úlcera – Varicose
1 copo de açúcar cristal
1 copo de seiva de babosa
Misture os ingredientes.
Aplique na ferida até cicatrizar.

Vermes – 1
4 bananas maduras com casca
1 maço de mastruz com semente
½ maço de hortelã
½ copo de açúcar

Amasse bem todos os ingredientes.
Leve ao fogo até dar o ponto de geleia.
Tome uma colher (chá) duas vezes ao dia.
Se quiser, pode-se passar na bolacha, no pão, etc.

Vermes – 2

Tempere os alimentos da seguinte forma:
Segunda-feira: hortelã
Terça-feira: alho
Quarta-feira: mastruz (erva de santa maria)
Quinta-feira: coentro
Sexta-feira: salsa ou cebolinha

Vômitos

1 copo de água com limão
1 copo de água com bicarbonato

Tome uma colher (sopa) de cada, alternadamente (ora o limão, ora o bicarbonato), de 30 em 30 minutos, até cortar o vômito.

O FUMO E VOCÊ

Você sabe ler?

Já viu o que está escrito em todos os maços de cigarro?

Claro que sim. Quem ainda não leu?

O ministério da saúde adverte:

Cigarro provoca câncer.
Cigarro provoca impotência sexual.
Cigarro aumenta a perda de memória.
Cigarro provoca úlcera no estômago.
Cigarro estraga a pele (envelhecimento precoce).
Cigarro provoca aborto espontâneo.
Cigarro provoca sérias doenças pulmonares.

Cigarro faz muito mais do que isto: cigarro mata!!

• Você fica com "bafo de onça" quando fuma! Tudo cheira mal! Seus dentes amarelam!

• Os dedos de sua mão ficam tingidos de nicotina!

• Sua voz perde a beleza. Você parece uma taquara rachada quando fala!

• Você irá empestear o ambiente!! Cruz credo!!

• Você se distrai quando fuma e várias vezes esquece o que estava dizendo!

• Quando você decidir parar poderá ser tarde demais!!

• Você gosta do mau exemplo que dá às pessoas que te cercam?

• Se você quiser continuar fumando, o problema é seu. Agora, se você é inteligente e quer parar de fumar, saiba que há tratamentos gratuitos nos postos de saúde.

Lembre-se disso: Não há mal que não possa ser vencido.

O MOSQUITO DA DENGUE

O mosquito da dengue pode ser eliminado de uma forma simples e barata, não envolvendo venenos perigosos à saúde humana e à dos animais que dividem o ecossistema urbano com os humanos.

O mosquito da dengue pode ser combatido, colocando-se borra de café nos pratinhos dos vasos, dos xaxins, dentro das folhas de bromélias, etc.

A borra de café produzida todos os dias em todas as casas possui custo zero.

Os testes realizados em laboratório comprovam que a borra de café, que fica depositada no coador, é uma arma muito eficiente contra o mosquito transmissor da dengue, uma vez que impede o desenvolvimento de seus ovos.

Os especialistas em saúde pública – entre eles, médicos sanitaristas – estão saudando a descoberta da bióloga que fez o estudo.

São suficientes duas colheres (sopa) de borra de café para cada ½ meio copo de água. Isso facilita o uso de pessoas de baixa renda.

A borra não precisa, necessariamente, ser diluída em água, para ser usada. Pode-se colocar nos recipientes, já que a água que escorre depois de regadas as plantas irá diluí-la, ou seja, a borra de café deverá ser usada como um adubo ecologicamente correto.

Essa forma de combater o mosquito da dengue não anula as recomendações anteriores, que pedem à população para não deixar água parada dentro ou fora de casa.

O ciclo do mosquito da dengue é composto por quatro fases: ovo, larva, pupa e adulto.

As larvas desenvolvem-se em água parada, limpa ou suja.

Na fase do acasalamento, em que as fêmeas necessitam de sangue para garantir o desenvolvimento dos ovos, é que ocorre a transmissão da doença.

Quando a fêmea picar, a pessoa será infectada.

Atualmente, o método usado no combate ao mosquito da dengue é o da aspersão de inseticidas, que são altamente tóxicos para homens, animais e plantas.

Esses inseticidas são utilizados por técnicos da saúde pública.

PERIGOS DA OBESIDADE

A obesidade é uma doença que começa na mesa e é na mesa que precisa encontrar a sua cura. "Comer para viver e não viver para comer".

A obesidade é uma doença que deforma o corpo, dando a ele um excesso de peso que acaba por atrapalhar todas as funções do organismo:

- Circulação
- Respiração
- Movimentação
- Musculatura
- Pele, etc.

E predispõe às seguintes doenças:

- angústia
- ansiedade
- celulite
- colesterol elevado
- depressão
- diabete
- doenças cardíacas
- doenças vasculares
- dores na coluna
- dores nas articulações
- flacidez
- hipertensão

Até quando você vai viver esse sofrimento?

Chegou a hora de tomar uma decisão radical e mudar os hábitos alimentares.

Nas bancas e livrarias há uma infinidade de publicações à espera de poder ajudar os que necessitam emagrecer. Além de *sites* na internet com dicas saudáveis.

Fora isso, existem excelentes médicos que poderão ajudar a reduzir o peso e a assegurar um peso compatível com sua idade.

Existem, nos postos de saúde, nutricionistas de plantão, para preparar dietas.

Desculpas para adiar a decisão de perder peso:

- Não sei por que engordo. Quase não como!
- Sou gordo porque todos em minha casa possuem excesso de peso.
- Engordo, porque passo nervoso!
- Isto não é gordura, é retenção de líquido.
- Se eu emagrecer, irá cair tudo. Então, é melhor ficar assim mesmo.
- Que eu posso fazer? Minha família adora pizzas, bolos, chocolates, refrigerantes, etc.

E então? Irá tomar a atitude de emagrecer a partir de agora?

O melhor tratamento para se obter sucesso no emagrecimento é realizar uma dieta natural, porém sem passar fome; caminhadas diárias; e uma séria conscientização de que a partir de agora terá que prosseguir com uma dieta saudável.

PRATIQUE ATIVIDADES FÍSICAS

A atividade física irá ajudar a regular o apetite, de modo que você irá alimentar-se adequadamente, conforme suas reais necessidades energéticas.

Irá dormir e trabalhar bem melhor.

Manter-se em forma reduz o risco de desenvolver algumas doenças crônicas, principalmente doenças do coração, pressão alta e diabete.

O exercício regular também ajuda na formação de ossos fortes e na prevenção da osteoporose.

É importante equilibrar a alimentação e a energia desprendida em exercícios físicos para não ficar nem muito abaixo e nem muito acima do peso.

Pessoas ativas geralmente devem comer mais. Pessoas sedentárias devem comer menos.

Os indivíduos que possuem empregos que exigem esforço físico diário devem se certificar de que ingerem a quantidade adequada de calorias e de que descansam o suficiente para equilibrar a atividade física.

As crianças e os adultos que não exercem trabalhos físicos devem praticar esportes ou alguma atividade física para manter a forma e conservar o peso ideal.

Os idosos devem manter um nível confortável ao praticar atividades físicas.

A alimentação correta e os exercícios regulares ajudam a manter a forma, e o organismo, permanecer saudável.

Mexa-se! Mexa-se! Mexa-se!

PRAGAS CASEIRAS

Mosquitos, moscas, baratas, ratos, escorpiões, etc. são transmissores de sérias doenças.

Vamos evitá-los, seguindo essas recomendações:

- Recolha o lixo diariamente. Não o deixe perto da residência, pois pode atrair mosquitos, baratas, ratos, lacraias, escorpiões, etc.
- Desinfete o banheiro todos os dias com água sanitária.
- Passe pano no chão, na casa inteira, com água sanitária.
- Tire o pó dos móveis para evitar fungos.
- Cuidado com paredes úmidas. Pinte com cal virgem para evitar o bolor.
- Se a casa for de madeira, pinte com cal pelo menos duas vezes ao ano, para evitar bactérias, fungos e umidade.
- Tampe os ralos.
- Vede rachaduras ou buracos com cimento ou gesso.
- Não deixe panelas descobertas em cima do fogão.
- Guarde os alimentos protegidos, dentro de potes com tampas.

Receitas Caseiras para eliminar pragas:

Para matar:

Ratos:
Misture pó de gesso com queijo ralado. Coloque dentro de caixas de fósforo e espalhe pelos cantos da casa.

Baratas:
Misture pó de gesso com açúcar. Coloque dentro de caixas de fósforo e espalhe pela casa.

Formigas:
Coloque borra de café no local onde as formigas costumam passar. Tampe os buracos de onde elas saem com gesso.

Piolhos:

Bata no liquidificador um punhado grande de arruda fresca com água. Aplique no couro cabeludo. Deixe por algumas horas e depois lave o cabelo. Deixe secar e penteie utilizando pente fino. Repita essa operação até eliminar o problema totalmente.

Carrapatos:

Bata no liquidificador um maço grande de erva-cidreira com água.

Aplique, de preferência com um vaporizador.

Serve tanto para humanos como para animais.

Pulgas – eliminar:

Use água sanitária onde o surto de pulgas se encontra. Repita essa ação.

Pernilongos – repelir:

Bata no liquidificador um punhado de manjericão com um copo de álcool. Pulverize o ambiente uma vez por dia.

PRÉ-NATAL

Pré-natal é o conjunto de ações de atenção médica que se realizam no período em que a mulher se encontra grávida, para manter a saúde e evitar a morte e o comprometimento físico de ambos.

Durante a gravidez, as necessidades corporais de alimentação diferem-se da mulher não-gestante. Assim que a mulher engravida, o organismo materno começa a se ajustar e a providenciar um meio ambiente necessário para dar suporte à vida e ao crescimento do feto.

É importante manter o aumento de peso adequado durante a gestação e não engordar exageradamente. O ideal é o aumento de apenas um quilo por mês.

Recomenda-se o seguinte:

- Comer pouco, mas várias vezes, ao dia
- Alimentar-se com alimentos ricos em ferro e cálcio
- Beber bastante líquido

O que é proibido?

- Fumar cigarros
- Ingerir drogas
- Bebidas alcoólicas
- Sal em excesso
- Tomar medicamentos sem orientação médica

Atenção: Se perceber sangramentos ou se sentir dores ou cólicas, procure o médico imediatamente.

O que fazer quando desconfiar que está grávida?

- Procure o médico, para confirmar a gravidez e iniciar o pré- natal.
- O pré-natal irá lhe assegurar uma gestação saudável e um parto seguro.
- Você deverá fazer uma consulta por mês.
- Nas consultas, o médico deverá medir a pressão arterial, verificar o peso, medir a barriga da gestante e escutar o coração do bebê.

• Aproveite as consultas para orientar-se sobre gravidez, parto, pós-parto, sexualidade, nutrição e cuidados com o bebê.

Lembre-se de que quanto mais você souber o que está acontecendo com seu corpo, melhor será para a sua saúde.

Quais exames devo fazer?

• Exames de sangue e exames de urina.

• Preventivo de câncer no colo do útero (Papanicolau): esse exame informa a existência de problemas que podem levar ao câncer no colo do útero, permitindo o tratamento imediato. Esse exame deve ser realizado anualmente.

• Teste HIV (para identificar o vírus da aids): poderá realizar este exame durante o pré-natal. É uma proteção para a mulher e para o bebê. Se a mulher for portadora do HIV, poderá começar o tratamento durante a gravidez, evitando assim que o vírus passe para o bebê durante a gestação e o parto.

Conselho às mulheres: Tenha bom-senso antes de engravidar. Se não desejar ter mais filhos, evite com preservativos ou pílulas anticoncepcionais. Se acontecer uma gravidez indesejada, conforme-se e assuma o filho.

Jamais provoque um aborto, que poderá trazer consequências sérias, tanto físicas como emocionais.

Não arrisque sua vida nem a vida do seu bebê. Seja responsável.

PRIMEIROS SOCORROS

Cuidados com os medicamentos:

- Verifique sempre o prazo de validade dos medicamentos antes de usá-los.
- Não use medicamentos com embalagens estragadas, sem rótulo e sem bula.
- Não utilize a mesma receita médica, mais de uma vez.
- Não compre medicamentos que forem indicados pelos vizinhos ou amigos sem antes consultar o seu médico.
- Não misture medicamentos sem orientação médica.
- Ao comprar um medicamento, solicite informações sobre possíveis reações adversas.
- Se sentir algum sintoma diferente ao tomar o medicamento, procure o médico.
- Bebês e mulheres gestantes ou que estão amamentando nunca devem tomar medicamentos sem receitas médicas.

Como agir após uma queda?

O principal erro que as pessoas cometem, logo após uma queda, é concentrar-se demais no foco (por exemplo, a perna) e esquecer de verificar outros sinais importantes.

A primeira coisa a fazer é checar se a pessoa está consciente, se consegue falar, respirar, ou se está sangrando. É preciso agir com calma e não tornar-se uma nova vítima nem sair correndo para o hospital sem tomar os devidos cuidados. O ideal é agir com bom-senso e observar a situação com atenção. Veja o que fazer:

- Certifique-se de que a pessoa está consciente e respirando adequadamente.
- Observe se há algo fora do lugar e não realize movimentos bruscos.
- Se houver ferimentos, lave com água e sabão.
- Enfaixe com um pano limpo, se houver sangramento.
- Se houver suspeita de ferimentos na cabeça, pescoço ou tórax,

evite mexer na vítima. Providencie socorro médico imediatamente.
- Se a pessoa estiver conseguindo se mexer, deixe o corpo reto, com o pescoço alinhado.

Substâncias Tóxicas:

A lista de substâncias tóxicas que pode provocar envenenamento é extensa.

• Não deixe produtos tóxicos ao alcance das crianças. Devem ficar em locais altos e se possível trancados à chave.

• É aconselhável não tomar remédios na frente das crianças.

• Não guarde nenhum produto químico fora da embalagem original. Você pode imaginar o estrago que poderá causar uma pessoa com sede ao lado de uma garrafa de refrigerante cheia de água sanitária. Além disso, se houver um acidente, a embalagem original possui a fórmula, que poderá ser de grande ajuda. Pelo mesmo motivo, evite usar produtos clandestinos.

• Veja a seguir algumas substâncias que podem causar intoxicação quando ingeridas:

Ácidos e bases:

Ácido clorídrico
Água sanitária
Alisante de cabelo
Alvejante
Amoníaco
Cal virgem
Clareador de pelos
Descolorante
Desinfetante
Detergente
Limpador de fogão
Limpador de metal
Removedor de calos
Removedor de ferrugem

Soda cáustica
Tintura

Derivados de Petróleo:
Aguarrás
Álcool combustível
Diluente de tinta
Fluido de isqueiro
Gasolina
Inseticida solúvel
Naftalina líquida
Polidor de metal solúvel
Polidor e cera de assoalho
Querosene
Removedor de cera
Removedor de esmalte
Removedor de tinta
Solvente Thinner
Tinta solúvel

Plantas:
Arruda
Cambará
Chapéu-de-napoleão
Confrei
Coroa-de-cristo
Comigo-ninguém-pode
Costela-de-adão
Espirradeira
Giesta
Inhame-bravo
Jiboia
Mandioca-brava
Pinhão paraguaio
Saia-branca
Taioba

Outras substâncias comuns:
Água oxigenada
Álcool (usado em limpeza de casa)
Anticongelante
Bebidas alcoólicas
Bituca de cigarro
Caixa de palito de fósforo
Desodorante
Detergente comum
Esmalte
Inseticidas em geral
Medicamentos
Naftalina em bolinhas
Perfume
Pilhas e baterias
Purpurina
Raticida
Repelente de inseto

Envenenamento por ingestão:
Basta um momento de distração e pronto: a criança alcança a prateleira do banheiro e bebe o pote de água oxigenada.

Como agir nesses casos?

• A primeira providência é buscar com urgência o socorro médico.

• Tente descobrir a substância ingerida.

• O envenenamento pode ser causado por ingestão de vários tipos de produtos tóxicos, como remédios, produtos químicos, plantas e agrotóxicos.

• Peça orientação por telefone ao Centro de Controle de Intoxicação de sua cidade ou faça uma ligação gratuita para o CCI de São Paulo – **0800.771.37.33**

• Ao contrário do que muitos pensam, não se deve induzir o vômito na pessoa intoxicada. O vômito poderá causar um desgaste desnecessário no trato digestivo da vítima e não irá resolver o problema.

Nos casos de envenenamento por produtos corrosivos e derivados de petróleo, vomitar poderá piorar a situação. Se, no entanto, acontecer vômitos involuntários, cuide que a vítima se utilize de um balde, para que o material possa ser analisado pelos médicos.

Outro mito muito difundido é o de beber leite. Não é aconselhado beber leite, água, azeite ou qualquer outro líquido, pois poderá causar mal-estar.

A regra é simples: a vítima não deve beber nada.

- Caso a vítima apresente convulsões, não tente imobilizá-la, nem segurar a língua. Apenas garanta que ela não irá esbarrar em nada e nem se machucar.
- Se houver uma parada respiratória, dirija-se imediatamente ao hospital. Infelizmente, nos casos de intoxicação, a respiração boca a boca não é aconselhável.
- Deite a vítima de lado, com a cabeça apoiada sobre o braço para evitar que ocorra um possível sufocamento com vômitos involuntários. Se a pessoa estiver com frio, agasalhe-a.
- Preste muita atenção em cada reação, pois as descrições serão essenciais para o médico.
- Observe se a vítima está com a temperatura alterada ou se apresenta sonolência, confusão, vômitos ou salivação.
- Se possível, leve junto com o paciente o produto que causou o envenenamento.
- Leve a embalagem, o resto do veneno ou, em caso de plantas, um ramo que possa ser reconhecido. Se não houver sinal da substância ingerida, mas a vítima tiver vomitado, pode-se levar o próprio vômito, para ser analisado.
- Esse procedimento também é útil no caso de ingestão de comprimidos.

Como socorrer uma vítima de queimaduras?

Pessoas com queimaduras profundas podem correr sérios risco de vida.

Quanto maior a extensão, maiores serão os perigos para a vítima.

É Proibido:

Passar gelo, manteiga, pasta de dente, pomadas, óleo de cozinha, etc.

Apenas água fria é permitido.

Também não se deve estourar bolhas, retirar a roupa ou a pele queimada, apertar o ferimento ou retirar a pele morta.

Queimaduras de primeiro grau:

As queimaduras desse tipo atingem apenas a epiderme, que é a camada mais superficial da pele. O local fica vermelho, um pouco inchado, e possível que ocorra dor. É considerada queimadura leve, e pede socorro médico apenas se atingir grandes extensões no corpo.

Como socorrer vítimas de queimaduras de primeiro grau:

- Use água, muita água. É preciso resfriar o local. Faça isso com água corrente ou utilize compressas úmidas. **Não use gelo.**
- Após alguns minutos, quando a vítima estiver sentindo menos dor, seque o local.
- Faça curativos com compressas limpas.
- É permitido e recomendável beber bastante água e tomar um remédio para aliviar a dor.

Queimaduras de segundo grau:

Já não é superficial: epiderme e derme são atingidas. O local fica vermelho, inchado e com bolhas. Há liberação de líquidos e a dor é intensa.

Se for um ferimento pequeno, é considerada leve.

É grave quando a queimadura de segundo grau atinge o rosto, o pescoço, o tórax, as mãos, os pés, a virilha, articulações ou áreas muito extensas do corpo.

Como socorrer vítimas de queimaduras de segundo grau:

- Proceda, igualmente às vítimas de queimaduras de primeiro grau.
- Nesse caso, não é recomendável, oferecer água à vítima.

Queimaduras de terceiro grau:

Qualquer caso de queimadura de terceiro grau é grave. Elas atingem todas as camadas da pele, podendo chegar a músculos e ossos. Como os nervos são destruídos, não há dor, mas a vítima poderá reclamar de dor devido a queimaduras de primeiro e segundo grau.

A aparência desse tipo de ferimento é escura (carbonizada) ou esbranquiçada.

Como socorrer vítimas de queimadura de terceiro grau:

- Retire acessórios e roupas, pois as áreas afetadas irão inchar.
- Atenção: Se a roupa estiver colada à área queimada, não mexa!
- É preciso resfriar o local. Aplique compressas úmidas.
- Não use gelo.
- Nas queimaduras de terceiro grau com menos de cinco centímetros de diâmetro, pode-se usar água corrente (**apenas nesses casos**).
- Atenção: A pessoa com queimadura de terceiro grau poderá não reclamar de dor, e, por isso, acabar por se machucar ainda mais (Ex. poderia dizer que o jato de água não estaria doendo).
- Se as queimaduras atingirem grandes partes do corpo, tenha o cuidado de manter a vítima aquecida.
- Evite mexer em feridas nos pés e nas mãos. Espere o socorro médico.
- Não ofereça medicamentos, alimentos ou água.
- Não remova a vítima para o hospital, poderá estar com dificuldades para respirar. Peça socorro médico.

RELAXAMENTO

O interesse pelo relaxamento, tem crescido à medida que se procura evitar ou condenar o uso de calmantes.

Quando o músculo se contrai, produz algumas toxinas, que são depositadas na corrente sanguínea: a circulação. Outra consequência da tensão muscular, já amplamente aceita, é a interrupção do fluxo de energia pelo corpo.

Quando a tensão é crônica, tudo se complica, e o indivíduo, como um todo não se sente bem.

O estado de relaxamento poderá ser obtido por meio de massagem ou por exercícios mentais. Os exercícios mentais são muito simples e não dependem de outra pessoa para realizá-los.

Deite-se de barriga para cima em um ambiente tranquilo e confortável.

Feche os olhos e dirija o pensamento para cada parte do corpo. A respiração deve ser lenta, regular e profunda, mas sem exigir esforço.

Cada parte de seu corpo deve sentir-se quente, pesada e solta.

Você deve entrar em contato mentalmente, iniciando com os dedos dos pés, e ir subindo devagar, passando lentamente por todo o corpo até chegar à cabeça.

Você irá sentir-se muito bem, cada vez mais relaxado(a).

O autorrelaxamento não tem qualquer contraindicação e pode ser feito a qualquer hora do dia, todos os dias.

Muitas vezes, a pessoa adormece antes de terminar o exercício, devido ao bem-estar proporcionado.

Vamos, relaxe, vale a pena!!

VACINAS OBRIGATÓRIAS

São todas as vacinas que estão no calendário oficial, além de outras reconhecidas e recomendadas mundialmente para a prevenção de doenças para a melhoria da qualidade de vida de crianças, adultos e gestantes.

A vacinação tem ajudado a reduzir a incidência de doenças infantis nos últimos anos. Essas doenças são muito mais fáceis de serem prevenidas do que de serem tratadas.

A maioria das crianças que tomarem as vacinas durante a infância de acordo com o calendário estarão protegidas.

As vacinas são usadas na saúde pública como medida de prevenção. As vacinas contra a rubéola e a caxumba não são obrigatórias.

Recém-nascidos: BCG e Hepatite B – 1ª dose
1 mês: Hepatite B – 2ª dose
2 meses: DPT + Pólio + Hemophilus influenza b
4 meses: DPT + Pólio + Hemophilus influenza b
6 meses: DPT + Pólio + Hemophilus influenza b + Hepatite B – 3ª dose
9 meses: Febre amarela (nas regiões onde houver indicação)
12 meses: Catapora + Hepatite A – 1ª dose + MMR
15 meses: DPT + Pólio + Hemophilus influenza b
18 meses: Hepatite A – 2ª dose
5 a 6 anos: DPT + Pólio

Menigite C – Prevenir a partir do 2º mês
Gripe – Prevenir a partir do 6º mês

Para adolescentes, é indicado o reforço da DT (Difteria e Tétano) a cada dez anos.

Caso o adolescente não tenha apresentado catapora na infância e também não estiver imunizado, recomenda-se tomar a vacina.

Normalmente, no final do inverno e no início da primavera, há um aumento da incidência da catapora.

A vacina é indicada para crianças entre 12 meses e 12 anos de idade, em dose única, por via subcutânea.

Os adolescentes maiores de 12 anos e os adultos devem receber duas doses, por via subcutânea, com intervalo de quatro a oito semanas, entre as doses.

As vacinas contra Hepatite A e Hepatite B são recomendadas para os adolescentes sem imunização prévia:

Hepatite A: 2 doses
1ª dose
2ª dose: Após seis meses da 1ª dose

Hepatite B: 3 doses
1ª dose
2ª dose – Após um mês da 1ª dose
3ª dose – Após seis meses da meses da 1ª dose

Difteria e Tétano:

Para os adultos que tiveram a vacinação básica de Difteria/ Tétano, recomenda-se reforços a cada 10 anos.

Para adultos que não tenham imunização anterior:

DT – 3 doses
1ª dose
2ª dose – Após dois meses da 1ª
3ª dose – Após seis meses da 2ª dose

VIDA NORMAL PARA O DIABÉTICO

Aprenda a viver com sua diabete.

Ser diabético não é nenhuma tragédia. Somente depende da sua força de vontade, e você terá de realizar um controle, pelo resto de sua vida.

O diabético deve conscientizar-se que poderá levar uma vida longa e saudável, mudando hábitos alimentares.

Nunca esquecer que irá necessitar de um controle médico.

A dieta constitui parte fundamental, do tratamento, exigindo cuidados especiais.

Recomenda-se também caminhadas diárias.

O diabético deve evitar:

Açúcares
Balas
Batatas fritas
Bebidas alcoólicas
Beterraba
Bolinhos
Bolos
Bombons
Doces
Frituras
Gelatinas
Geleias
Massas
Mel
Melado
Mousses
Pães de queijo
Panquecas
Pastéis
Pudins
Rapadura
Salgadinhos
Sorvetes, etc.

Deve evitar o consumo de farinha branca e preferir farinha de glúten e usar adoçante não-calórico.

Chá para ajudar a controlar a diabete:
Ingredientes:
1 punhado de pata-de-vaca
1 punhado de pedra-ume-caá
1 punhado de casca de cajueiro (resinada e cortada)
1 punhado de carqueja

Modo de preparar:
Ferva 1 litro de água. Desligue o fogo, quando levantar fervura. Coloque todas as ervas (secas) e deixe descansar por 15 minutos. Coe e tome uma xícara (chá) quatro vezes ao dia.

ALIMENTAÇÃO

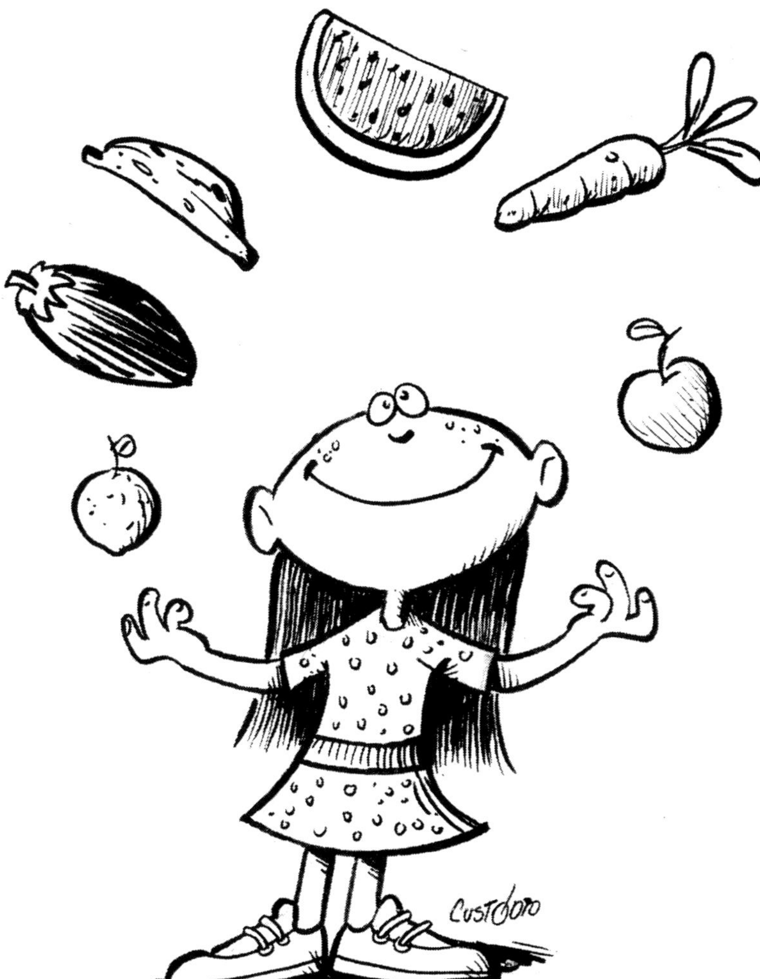

DICAS E SUGESTÕES

ALIMENTAÇÃO

A União Faz a Força.

Que tal um sopão gostoso, com todos os tipos de legumes?

Que tal um pãozinho quentinho saído do forno?

Que tal doces, bolos, mingaus?

Que tal tortas salgadas ou doces?

Que tal um copo de leite de soja enriquecido com frutas?

É muito bom, não acham?

Pois tudo isto é possível e muito mais!

É fácil! É só as pessoas das comunidades se unirem para que este sonho feliz se transforme em realidade.

Dessa forma, você pode combater a fome, a desnutrição e desenvolver o espírito de solidariedade.

Fique atento a estas ideias:

- Crie na sua região uma cozinha comunitária.
- Arrume um espaço grande, bem limpo e vá pedindo as coisas necessárias: fogão, geladeira, panelas, pratos, copos, panos, toalhas, etc.
- Você verá como tudo irá aparecer rapidamente, inclusive cozinheiros voluntários. Até nutricionistas poderão aparecer.
- Começará a surgir doações de alimentos e você irá receber tudo o que realmente necessitar.
- Muitos alimentos são jogados fora ao final das feiras livres: folhas de couve-flor, de beterraba de cenouras e outras repletas de nutrientes que poderão se tornar excelente pratos: tortas, pastéis, sopas, cremes, refogados, etc.
- Não deixe ir para o lixo esses preciosos alimentos.
- Combine com os feirantes e recolha esses produtos.

AMAMENTAÇÃO

A sua contribuição para a saúde de seu bebê.

Primeiros passos:

Se puder, tome sol sem o sutiã, pois ajudará a fortalecer a pele do seio, que será sugado nos próximos meses.

Também é indicado fazer massagens no seio. Com delicadeza, segure o seio com uma mão, e, com a outra, realize movimentos no bico do seio, como se fosse tirar leite do peito.

Esse movimento deve ser repetido umas cinco vezes, duas vezes por dia. Isso ajudará o leite a sair nas primeiras mamadas.

Amamentação:

O ideal é que o bebê mame sempre nos dois seios a cada alimentação. Assim, irá alimentar-se melhor e o intervalo será maior.

O bebê deverá mamar primeiro no seio no qual mamou por último na alimentação anterior. Quando esvaziar o seio, ponha o bebê em posição vertical para arrotar. Segure-o na posição vertical, e massageie em círculos suas costas ou dê leves tapinhas em suas costas.

Espere o bebê arrotar, mesmo que demore um pouco. Depois, ofereça, o outro seio.

Quando terminar, repita o procedimento para o bebê arrotar.

As posições para amamentar podem ser tanto com a mãe sentada quanto deitada.

Sente numa poltrona confortável com os braços e as costas bem apoiados.

Ou se preferir, pode-se deitar na cama e colocar o bebê deitado em frente ao seio, com a cabeça apoiada ao braço.

O tempo ideal para a amamentação é até, pelo menos, os seis meses de idade.

Daí em diante, sempre ofereça os seios e deixe o bebê decidir.

Para o bebê, a amamentação é muito mais do que simplesmente alimentar-se: é o contato direto com a mãe, que o fará se sentir protegido. Por isso, é necessário que este momento tão íntimo seja de total tranquilidade e que a atenção esteja totalmente voltada para o bebê.

Crianças até 6 meses:

O bebê deve alimentar-se apenas com o leite materno.

PREVENINDO DOENÇAS POR MEIO DA ALIMENTAÇÃO

A saúde por meio dos vegetais:

Os vegetais são importantes para manter a saúde e o equilíbrio do nosso corpo. Os vegetais aumentam a formação da hemoglobina por meio da clorofila presente em suas folhas verdes. A deficiência de hemoglobina pode levar a um quadro de anemia, muito frequente em pessoas que ingerem proteína animal em demasia.

As folhas verdes dos vegetais são uma fonte inesgotável de vitaminas e sais minerais.

As vitaminas têm a função de fortalecer os vasos sanguíneos, aumentar o tônus muscular e lubrificar as articulações. O pigmento verde digere e elimina as impurezas do sangue, eliminando os catabólicos.

Os vegetais fornecem as enzimas que são de importância vital na neutralização dos radicais livres. Os radicais livres são produzidos por processos metabólicos naturais, e estão presentes na alimentação rica em gorduras, na poluição ambiental, nos produtos químicos e na radiação atmosférica.

As sementes têm a característica de conservar a essência da planta. Contêm todos os nutrientes e a energia necessária para gerar uma nova vida.

Além dos óleos e proteínas, possuem grande quantidade de vitaminas e sais minerais.

As frutas são ricas em nutrientes, água e açúcar. A água das frutas é rapidamente absorvida pelo organismo, e ajuda nas suas funções.

Abacate: A polpa do abacate contêm hidratos de carbono, gorduras, vitaminas (A, B, D, E, leticina) e sais minerais. Possui sabor doce, levemente ácido e característica refrescante.

É fonte de proteína vegetal e, por ser um alimento construtor participa na formação das estruturas do corpo (músculos, ossos, sangue, órgãos e vísceras). Ajuda no crescimento e desenvolvimento corporal. Exerce ação sobre o fígado, os rins, o aparelho digestivo e o combate aos transtornos do reumatismo, da atrite e da gota.

Abacaxi: O abacaxi é um alimento nutritivo pelo seu conteúdo de nutrientes (hidratos de carbono, proteínas, lipídios) além de sódio, potássio, cálcio, ferro, fósforo e vitaminas A e C.

Destaca-se pela presença de fibras e de pectina, que auxilia no funcionamento do sistema digestivo. Tem a função de dissolver as mucosidades e de facilitar a digestão devido à presença da enzima proteolítica. A bromelina presente no abacaxi tem a capacidade de dissolver o catarro.

Abóbora: Existem vários tipos de abóboras, que variam de tamanho, formato, cor e peso. As que apresentam melhores qualidades são as de casca dura, polpa rígida, pequenas e pesadas. As cascas das abóboras contêm grande quantidade de clorofila, necessária para a produção do sangue. Possuem ação fortalecedora sobre os rins e o pâncreas.

Regularizam a função do intestino, agem sobre a próstata e aumentam a produção de insulina e da diurese.

Agrião: Contêm iodo, ferro, fosfato e vitamina C. O maior benefício do agrião é umedecer as vias respiratórias, sendo indicado nos casos de tosse seca.

Atua sobre o sistema digestivo, o sistema sanguíneo e o reumatismo. Age como antídoto aos efeitos tóxicos do cigarro.

Alface: Apresenta propriedades refrescantes. Promove a circulação de energia no organismo, evitando as estagnações que podem ocorrer no trato digestivo (dores abdominais e diarréias) e no fígado. Combate a insônia, a vertigem, a icterícia e o reumatismo.

Amendoim: Seus efeitos medicinais são decorrentes da presença de vitaminas e sais minerais. Rico em óleo poliinsaturado, facilmente metabolizado e absorvido pelo organismo. Promove o aumento do tônus da pele, retardando o envelhecimento.

Melhora a circulação sanguínea e tem efeito energético.

Aveia: Os grãos de aveia são ricos em proteína, vitamina B, ferro, cálcio e hidratos de carbono. Têm ação na formação do sangue e dos ossos e estimulam as atividades físicas e mentais. Armazenam ácidos graxos essenciais, importantes nas sínteses das gorduras, hormônios e vitaminas, indispensáveis nas atividades dos sistemas nervoso, circulatório, digestivo, excretor e respiratório. A mucilagem presente na aveia tem ação antiinflamatória.

Banana: A banana apresenta sabor doce, característica refrescante e propriedade neutra.

Possui elevado teor de hidratos de carbono, vitaminas A, B1, B2 e C, sais minerais, proteínas, gorduras e caroteno. Atua no sistema nervoso, nos músculos e no aparelho digestivo. Elimina radicais livres, fortalece as defesas do corpo e previne as infecções pelo alto teor de potássio. Também promove o bom funcionamento do coração, evitando alterações do ritmo cardíaco. Elimina o excesso de sódio, que retém água.

Caqui: A polpa é constituída basicamente de mucilagem e pectina, substâncias formadas por glicose e galactose, resultante do desdobramento dos açúcares. Na polpa e na casca estão presentes os carotenóides, que conferem a cor e são importantes como precursores da Vitamina A e como oxidantes dos radicais livres.

Contém vitaminas B1, B2, B5 e C, sais minerais, proteínas e lipídios. Auxilia na fadiga física e mental e combate o calor interno.

Cará: O cará é um tubérculo (raiz) cuja polpa contêm grande quantidade de hidratos de carbono (amido), sais minerais e vitaminas do complexo B. Promove a formação muscular e o fortalecimento do sangue. É um alimento rico e nutritivo. Utitliza-se para o tratamento de diarréia, perda de apetite, cansaço mental, letargia e preguiça.

Cebola: A cebola apresenta propriedade calorífica. Fortalece a energia dos rins e do coração, aumentando a vitalidade orgânica e sexual. Torna o corpo mais leve e ágil. Harmoniza as funções dos órgãos internos e acalma o sistema nervoso. Melhora a digestão e ajuda no transporte da essência dos alimentos para a corrente sanguínea, evitando o inchaço abdominal, principalmente quando se ingerem farinhas. Tem ação diurética e combate as gorduras e as mucosidades do sangue.

Cenoura: Constitui um excelente alimento de alto valor nutritivo. Contém glúten, albumina, açúcar, vitaminas e sais minerais. Aumenta e harmoniza a defesa celular, promovendo o aumento da vitalidade e recuperando o cansaço e a fraqueza do corpo. Age sobre o córtex suprarrenal, aumentando a produção hormonal. Utiliza-se no tratamento de fraqueza, emagrecimento, falta de resistência e resfriados. As folhas da cenoura são ricas em aminoácidos, sais minerais, cálcio e vitamina A. Ela evita e previne doenças degenerativas por aumentar a resistência das células. Quando utilizada crua, as vitaminas lipossolúveis não são totalmente aproveitadas.

Couve: Rica em vitaminas e sais minerais, é um vegetal muito importante na alimentação e na prevenção e cura de várias enfermidades. O suco age fortalecendo e evitando a queda dos cabelos. Curam as úlceras gástricas e age como vermífugo.

Quando cozida, seu caldo é indicado para afecções da pele, tosse, rouquidão e enfermidades pulmonares. Utiliza-se como cataplasma nas úlceras varicosas e nas feridas crônicas com grande êxito.

Espinafre: Concentra excelentes propriedades alimentícias e medicinais.

É rico em vitaminas sais minerais e contém carboidratos, proteínas e lipídios.

Sendo alcalino, combate a acidez do sangue. É rico em ferro, o que o torna um ótimo fortificante. Seu caldo é tônico, diurético, laxativo, remineralizante e calmante.

O espinafre cru é rico em matéria orgânica e excelente para a purificação, reconstrução e regeneração do sistema digestivo. O suco fortalece as defesas orgânicas, especialmente a do sangue. Quando fervido em água, emprega-se nas inflamações das vias digestivas e nas obstruções hepáticas. Para uso externo, recomenda-se em casos de chagas com supurações, abscessos, feridas e furúnculos.

Gergelim: Existem três tipos de sementes de gergelim: a branca, a marrom e a preta; sendo esta a que mais apresenta características medicinais. O gergelim é rico em vitaminas A, B1 e B2, fibras, óleos e sais minerais. Fortalece os ossos, os tendões, as funções do fígado e todas as células do corpo. Promove a limpeza de gorduras saturadas do sangue; aumenta a resistência da parede dos vasos; libera as toxinas; lubrifica os intestinos; evitando a prisão de ventre; repõe as energias sexuais; evita a queda de cabelo; clareia a visão e possui ação antiinflamatória sobre os nervos periféricos.

Girassol: É uma das sementes mais ricas em vitaminas e sais minerais. Os ácidos poliinsaturados presentes no girassol têm a propriedade de aumentar o peristaltismo e de reduzir o colesterol, evitando a deposição de gordura na parede arterial, que é a causa da arteriosclerose. O girassol atua beneficamente em todo o organismo.

Laranja: A laranja é constituída de água, glicose, vitaminas A, B e C, ácido cítrico, sais minerais, proteínas e fibras. Realimenta e regenera as defesas orgânicas. Harmoniza o trânsito do sistema digestivo, aumentando a digestão. Ajuda a combater o empachamento gástrico pela alta concentração de água e sais minerais. É bastante diurética e promove a limpeza do sangue.

Maçã: A maçã, além de nutritiva, é rica em vitaminas e em pectina, que estimulam as funções orgânicas, desintoxicando e fortalecendo o organismo. O consumo da maçã diminui a taxa de colesterol e a formação de cálculos biliares. Ajuda no processo de emagrecimento, pois o alto teor de potássio faz eliminar o sódio excedente e, consequentemente, o excesso de água retida no corpo. O potássio é um elemento insubstituível na fisiologia do coração. A maçã evita a deposição de gorduras na parede arterial, evitando a arteriosclerose. Com isso, melhora a circulação sanguínea, reduzindo o trabalho cardíaco e prolongando a vida útil do coração.

Mamão: O mamão é rico em hidratos de carbono, proteínas, fibras, mucilagem, vitaminas A, B1, B2, B5, E e C, sais minerais, fósforo, cálcio, ferro e papaína (enzima da vitalidade e do fortalecimento do sistema imunológico). O mamão repõe as perdas de energia. A presença de papaína, fibras e mucilagem tem forte ação benéfica em todo o sistema orgânico.

Melancia: A melancia constitui uma das melhores fontes de açúcar, fibras, proteínas e vitaminas. Com propriedade refrescante, deve ser utilizada nas febres e na transpiração.

É muito eficaz na regeneração dos tecidos da pele, dos músculos dos olhos e dos ossos. Acalma as palpitações do coração. A polpa branca (sem casca) possui ação hipotensora (abaixa a pressão alta). Tem forte ação diurética.

Nabo: A raiz constitui um alimento muito nutritivo. Atua nas funções do sistema gastrointestinal e auxilia a digestão e o trânsito dos alimentos no estômago e nos intestinos.

É muito eficaz no tratamento das gengivites e amidalites. Fortalece os rins e aumenta a produção de hormônios sexuais, atuando na virilidade. Previne a hipertensão arterial e as lesões vasculares. Fortalece os capilares, promove a limpeza do sangue e evita o envelhecimento das células do corpo.

Nozes: Ricas em vitaminas, sais minerais, óleos e proteínas. A presença de proteínas e de óleos promove o aumento da resistência, principalmente em períodos de convalescença. Elas fortalecem as funções do estômago e do fígado. Promovem a circulação e o transporte do sangue, proporcionando um melhor fluxo sanguíneo aos órgãos. São úteis para a pele, tornando-as hidratadas e sedosas e prevenindo o envelhecimento precoce.

Pepino: Tem ação refrescante, elimina o calor e umedece a pele. Tem ação nos rins e promove a diurese e a limpeza do sangue. Neutraliza e elimina as toxinas do organismo. Rico em potássio, elimina o excesso de sódio e os catabólicos, limpando o sangue, principalmente o ácido úrico, e melhorando a função de todos os órgãos. Tem ação no sistema digestivo, aumentando a ação secretora e controlando o excesso de calor do estômago.

Combate as espinhas e as rachaduras causadas pelo frio. Para desintoxicar o sangue, faça um suco de pepino com cenoura.

Quiabo: Concentra boa quantidade de cálcio, fósforo, ferro, vitamina C, proteínas e fibras. Exerce ação tônica no pulmão, eliminando as mucosidades e protegendo esse órgão da agressão do vento e da umidade. Auxilia no tratamento da asma com secreção brônquica e tosse com rouquidão.

Repolho: Rico em vitaminas, sais minerais, aminoácidos, fibras e tanino. Quando consumido cru, o repolho possui uma vitalidade básica que é transmitida ao homem, e essa vitalidade é essencial em qualquer tipo de tratamento. Auxilia os rins e supre o cérebro e a medula. Aumenta a função digestiva e evita a assimilação de toxinas promovendo a eliminação por meio das fezes.

Salsão: Rico em sódio. O sódio é um mineral importante para a alcalinização do sangue.

Recomenda-se o uso para aqueles que ingerem grandes quantidades de carne, pois o consumo em excesso gera acidez no sangue.

Tomate: Rico em vitaminas, ferro, cálcio e sais minerais. O tomate fresco contém substâncias capazes de digerir as gorduras animais e neutralizar as toxinas, digerindo-as.

Uma dieta rica em carnes e gorduras de origem animal altera o equilíbrio do aparelho digestivo. O tomate acelera o metabolismo das gorduras, evitando a sobrecarga para o fígado, além de diminuir o teor de gordura no sangue, mantendo-o limpo.

Melhora a digestão de todos os alimentos, pois aumenta a secreção gastrointestinal.

Fortalece as células cerebrais.

Uva: Desintoxica e regenera o sangue. É rica em vitaminas, proteínas, sais minerais, hidratos de carbono e água. Atua na reconstituição do sangue, estimulando a formação de glóbulos vermelhos. Reconstitui a glicemia, normalizando os estados de hipoglicemia sem os efeitos prejudiciais do açúcar. Promove a diurese, eliminando as toxinas, principalmente as provocadas pela ação do açúcar branco. Fortalece os rins e o coração.

Uma boa alimentação não depende de muito dinheiro, só de criatividade.

Devemos aproveitar tudo: sementes, folhas, talos e cascas.

Tudo se transforma em alimentos deliciosos e nutritivos. Por isso eu os chamo de "alimentos inteligentes".

HORTAS COMUNITÁRIAS

Qualquer pedacinho de terra produz um vegetal.

Se você parar com a preguiça, poderá começar a plantar.

É uma boa higiene mental acompanhar o desenvolvimento das plantas, sem falar que você irá alimentar-se bem melhor!!!

Meu pai alimentou minha mãe e cinco filhos com couve, milho e outras verduras.

Sem falar na salsinha, na cebolinha e no manjericão, que ele plantava no nosso quintal, que por sinal era bem pequeno, no fundo da casa.

Junte as pessoas da região e incentive-as a plantar. Arrume sementes e mudas.

Qualquer terreno cheio de mato espera por pessoas que tenham iniciativa de arrancar as ervas, que não servem para nada, e queiram transformar aquele pedaço de terra em horta comunitária: alface, rúcula, espinafre, milho, bananeira, etc.

Famílias carentes serão alimentadas e estarão dispostas a ajudar, você vai ver!!!

Plantar não é difícil. Uma planta precisa de sol, água e carinho.

Faça a sua parte. A natureza encarrega-se da outra.

O programa de hortas comunitárias já levou mandioca, feijão, tomate e outros alimentos para a mesa de muitos brasileiros. As famílias ficam animadas com a possibilidade de consumir alimentos frescos, com baixo custo e cultivados na própria comunidade.

Com esse trabalho, aumenta também a consciência sobre o valor nutritivo de cada alimento.

As hortas são criadas quando uma pessoa do bem, como você, procura o apoio dos moradores, motiva-os e ajuda-os na organização das hortas.

As famílias aprendem a adubar e preparar a terra para a semeadura.

O trabalho envolve, cada vez mais, muitas pessoas no plantio.

"Nós colhemos as verduras, separamos uma quantidade para nossas famílias, e o restante podemos vender e faturar uns 'trocos'", diz Sr. Pero, participante de uma horta comunitária.

As famílias devem envolver também as crianças para cuidar das hortas, para que aprendam a plantar, cultivar e colher, evitando assim que fiquem nas ruas, quando não estiverem na escola.

AUTOAJUDA

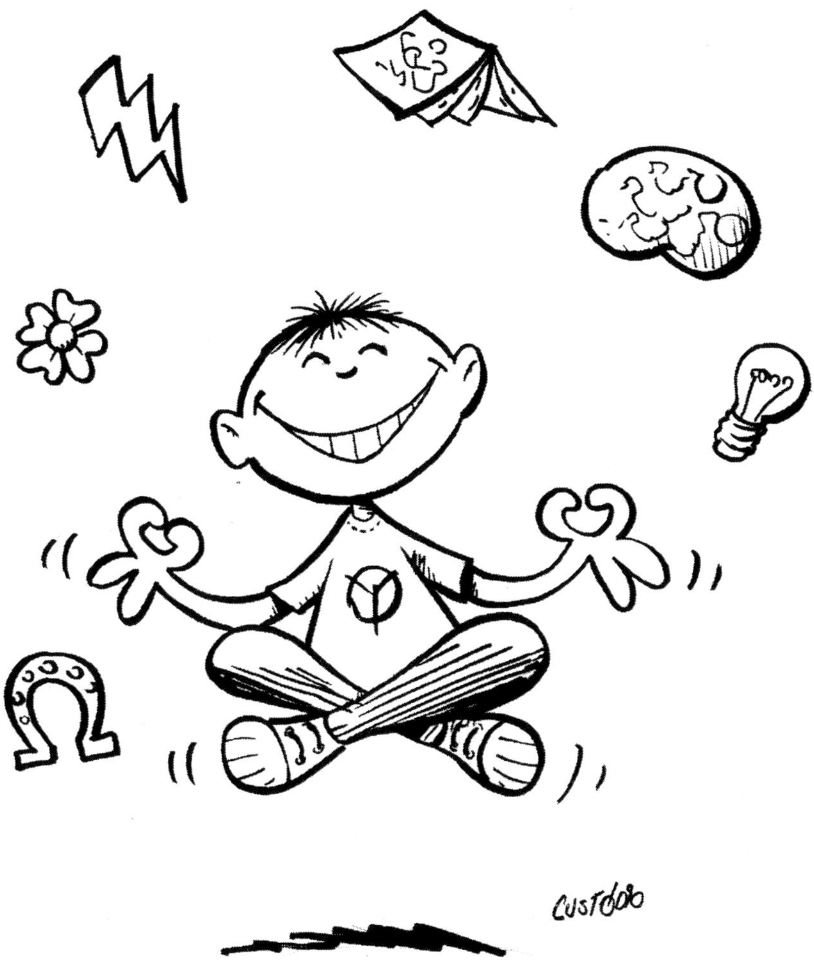

DICAS E SUGESTÕES

AUTOAJUDA

Atitudes Positivas

A vida não está como você quer? Então trate de mudar.

"Se você fizer sempre a mesma coisa, vai receber sempre a mesma coisa!"

• **Renove-se:**

O ser humano dorme para recuperar-se, alimenta-se para ter mais energia e perde células todos os dias para dar espaço às novas. Siga o exemplo de seu corpo e comece a renovar seu trabalho hoje.

Jogue fora o que é desnecessário; tente terminar o trabalho de um modo inteiramente diferente. Pense em algo que você gostaria de participar e arrume uma forma de realizá-lo.

• **Ande:**

Se o tempo estiver ruim, ande pelas escadas ou pelos corredores. Ande, pensando que irá concluir o trabalho. Evite receber telefonemas. Enquanto andar, concentre-se em cada passo.

• **Beber água:**

Beba pelo menos dois copos de água, de manhã e à tarde. Você irá perceber que terá menos vontade de comer doces, fumar, roer unhas. E, certamente, terá muito mais energia.

• **Procure o equilíbrio:**

Compare as prioridades e analise o seu momento atual. Em quais atividades você gasta mais tempo? Esse é o primeiro passo para encontrar o equilíbrio na vida. Você precisará optar.

• **Seja compreensivo:**

Na próxima vez que você ouvir um comentário ou uma crítica sobre seu trabalho, leve em conta os seguintes pontos: quem faz um comentário ou uma crítica está mais tenso do que o criticado; se ninguém comentasse nada, não saberíamos em que mudar; as críticas são uma oportunidade de crescimento.

• **Respeite o básico:**

Não despreze suas necessidades básicas. Coma bem, beba muita água, faça exercícios físicos, respire ar fresco, descanse, durma cedo. Garanta espaço para suas necessidades essenciais, mesmo com o horário apertado.

• **Reorganize-se:**

Você consegue reorganizar o seu espaço no escritório? Às vezes, apenas mudar as pastas de lugar, arrastar a mesa para o outro lado ou mudar a disposição dos quadros, poderá fazer uma grande diferença. Que tal trazer quadros, objetos de arte, lembranças, óleos aromáticos e até música?

• Deixe o mau humor de lado.

• Não responda para as pessoas com cara feia. Ninguém tem culpa da sua irritação.

• Não desconte nos outros a sua raiva.

• Respire fundo, acalme-se e responda gentilmente às pessoas.

• Nunca deixe alguém sem resposta. É muito feio fingir que não ouviu e deixar a pessoa no ar.

• Se você estiver tenso, é melhor largar tudo e dar uma volta.

• Jogue água fria no rosto, tome um suco, respire fundo e tente acalmar-se.

• Retire a vontade de agredir do coração.

• Criar um clima negativo só deixará você magoado.

• Procure a paz e o sorriso. Seu dia ficará muito mais fácil de viver.

CITAÇÕES PARA PENSAR

• "Há três coisas que nunca voltam atrás: a flecha lançada, a palavra pronunciada e a oportunidade perdida."

• "Começar já é metade de toda a ação."

• "A felicidade depende mais do seu estado de espírito do que das circunstâncias exteriores."

• "Viva cada dia como se fosse o último, pois, um dias desses será mesmo."

• "É nada fazendo que se aprende a fazer o mal."

• "É sempre melhor ser otimista do que pessimista. Até que tudo dê errado, o otimista sofreu menos."

• "Viver é a coisa mais rara do mundo. A maioria das pessoas apenas existem."

• "Primeiro aprenda a ser um artesão. Isso não impedirá você de ser um gênio."

• A nossa felicidade aparente cria o maior número dos nossos inimigos.

• Nunca ore suplicando cargas mais leves; peça ombros mais fortes.

• Destino não é uma questão de chance, é uma questão de escolha.

• Um coração alegre faz tanto bem quanto os remédios.

• O homem que fala de ausentes em tua presença falará mal de ti em tua ausência. Afasta-te dele.

• A prudência é a filha mais velha da sabedoria.

• Uma meia verdade, é uma mentira inteira.

• Assuma riscos calculados. Isso é bem diferente de ser imprudente.

• Nem tudo o que dá certo é certo.

• Se eu pudesse voltar à juventude, cometeria todos aqueles erros de novo, só que mais cedo.

• De todos os animais selvagens, o homem é o mais difícil de domar.

- Tente mover o mundo – o primeiro passo será mover a si mesmo.
- O amor é estarmos preocupados com o outro.
- Para ser feliz no amor, é preciso fechar os olhos sem ser cego.
- Todos sabemos como o amor é importante e, mesmo assim, com que frequência nós o demonstramos?
- A medida do amor é não ter medida.
- Não há melhor espelho que um velho amigo.
- É preciso aprender a administrar as saudades.
- Há lágrimas que correm pela face e outras que rolam pelo coração.
- Quem não se arrisca a um fracasso, nunca chega a vitória.
- Saber é poder.
- Triste não é mudar de ideia. Triste é não ter ideia para mudar.
- A ação é o contraveneno para o desespero.
- A primeira e a pior de todas as fraudes é enganar-se a si mesmo.
- "A melhor herança que um pai pode dar a seus filhos são alguns minutos diários de seu tempo."
- Se existe um ciumento, existe alguém que se submete ao ciúme.
- Você não precisa queimar livros para destruir a cultura. Basta que as pessoas parem de ler.
- O maior inimigo do progresso é o hábito.
- Aos políticos não dói o que inventam a respeito deles, apenas o que descobrem.
- Só se guarda segredo daquilo que não se sabe.
- Não perca tempo argumentando sobre o que é um homem bom. Seja um.
- Chega um dia em que, se o homem não deixar para trás, não irá para a frente.
- Até a melhor das causas precisa de um bom defensor.
- Aquele que não sabe dissimular, não sabe reinar.
- A mais doce de todas as companheiras da alma é a esperança.

FRASES QUE LEVANTAM O ASTRAL

- A cavalo dado não se olha os dentes.
- Quando você não aguentar mais, dê mais um passo.
- A esperança é a última que morre.
- A felicidade é algo que se multiplica quando se divide.
- Mais importante que a sua meta é o que você faz para chegar nela.
- Nunca tire a esperança de alguém; pode ser somente isso que a pessoa tem.
- A minha liberdade acaba onde começa a liberdade dos outros.
- A noite é boa conselheira.
- Hoje foi bom, amanhã será melhor.
- Água mole em pedra dura, tanto bate até que fura.
- Amigos, amigos, negócios à parte.
- Amor com amor se paga.
- O mal se corta pela raiz.
- Seja tão grande quanto a seus sonhos.
- Com Deus e gasolina, eu vou até a China.
- Por causa do santo, eu beijo a pedra.
- Antes só que mal acompanhado.
- Só o amor constrói.
- Aos olhos da inveja, todo sucesso é crime.
- Boi em terra alheia é vaca.
- Cada cabeça, cada sentença.
- Quem não chora, não mama.
- Cada macaco no seu galho.
- Cada um por si e Deus por todos.
- Cá se faz, cá se paga.
- Cão que ladra, não morde.
- Cesteiro que faz um cesto, faz um cento.
- Da discussão, nasce a luz.
- Dar a César, o que é de César, e a Deus o que é de Deus.
- De pequenino se torce o pepino.
- Depois da tempestade, vem a bonança.

- Deus ajuda a quem cedo madruga.
- Deus escreve direito por linhas tortas.
- Deus nunca fechou uma porta que não abrisse outra.
- Devagar se vai ao longe.
- Diz-me com quem andas, que direi quem és.
- Enquanto há vida, há esperança.
- Ferro que não se usa, gasta-se a ferrugem.
- Gato escaldado tem medo de água fria.
- De grão em grão a galinha enche o papo.
- Há males que vêm para o bem.
- Homem prevenido vale por dois.
- Mais vale ficar vermelho cinco minutos, que amarelo toda a vida.
- Mais vale perder um minuto na vida, do que a vida num minuto.
- Mais vale prevenir do que remediar.
- Mais vale um gosto do que dinheiro no bolso.
- Mais vale um pássaro na mão do que dois voando.
- Manda quem pode, obedece quem deve.
- Não deixes para amanhã o que podes fazer hoje.
- Não há regra sem exceção.
- Não se fala de corda em casa de enforcado.
- Não vendas a pele do urso antes de matá-lo.
- Nem só de pão vive o homem.
- Nem tudo o que reluz é ouro.
- Nunca digas desta água não beberei.
- O barato sai caro.
- O barulho não faz bem, e o bem não faz barulho.
- O cão ladra e a caravana passa.
- O dinheiro fala todas as línguas.
- O futuro a Deus pertence.
- O hábito não faz o monge.
- O prometido é devido.
- O saber não ocupa lugar.

- O silêncio é de ouro.
- Ovelha má põe o rebanho a perder.
- Pelo fruto se conhece a árvore.
- Pimenta nos olhos dos outros é refresco.
- Quando um não quer, dois não discutem.
- Quem ama o feio, bonito lhe parece.
- Quem entra na chuva, é para se molhar.
- Quem cala, consente.
- Quem com porcos, se mistura, farelos come.
- Quem dá aos pobres, empresta a Deus.
- Quem diz o que quer, ouve o que não quer.
- Quem espera, sempre alcança.
- Quem muito fala, pouco acerta.
- Quem muito padece, tanto lembra que aborrece.
- Quem não deve, não teme.
- Quem não tem cão, caça com gato.
- Quem quer, vai, quem não quer, manda.
- Quem semeia ventos, colhe tempestades.
- Quem avisa, amigo é.
- Quem tem padrinho, não morre pagão.
- Quem tem pressa, come cru.
- Quem tudo quer, tudo perde.
- Querer é poder.
- Se Maomé não vai à montanha, a montanha vai a Maomé.
- Se queres conhecer o vilão, põe-lhe uma vara na mão.
- É preciso quebrar uns ovos, para fazer uma omelete.

Nota: as citações e os provébios que constam desta página e das anteriores são de autoria desconhecida.

PARA OBTER UM EMPREGO (COMO TER SUCESSO NAS ENTREVISTAS)

A entrevista de seleção é a fase mais importante do processo seletivo. O contato direto é a chance de mostrar as suas competências. Para ser bem-sucedido siga alguns, conselhos básicos:

• É fundamental manter-se calmo, confiante, natural e espontâneo.
• Não se deve chegar atrasado à entrevista.
• Fique atento para não deixar nenhuma pergunta sem resposta.
• Não fume, não masque chicletes e nem use óculos escuros.
• Se tiver dúvidas sobre o cargo ou sobre a empresa, não tenha vergonha, pergunte.
• Desligue o celular
• Olhe diferente para o entrevistador, demonstrando sinceridade.
• Não fale mal do último trabalho e não fuja das perguntas.
• Vista uma roupa discreta e conservadora. Nem sempre a melhor roupa passa a melhor imagem.
• Atenção: Quando preparar o currículo, não minta, pois poderá ser facilmente descoberto e ficar numa situação embaraçosa.
• Procure fazer um breve resumo sobre sua vida profissional, sem hesitar.

– **Perguntas mais frequentes:**

Quais são os seus objetivos a curto prazo?
Responda objetivamente e fale na vontade de querer adaptar-se o mais rápido possível ao novo emprego.

Qual o motivo que o levou a responder a este anúncio?
Mostre interesse pela função e convença de que os seus conhecimentos serão úteis para o desempenho do cargo.

Quais são os seus pontos fortes?
Falar das características mais desejadas pelas empresas, tais como: persistência, criatividade e responsabilidade.

Quais são os seus pontos fracos?
Nunca mencionar algo negativo. Pode-se dizer que é impaciente, exigente ou perfeccionista.

Qual o motivo da saída de seu emprego anterior?
Tente ser sincero nessa resposta, pois o entrevistador poderá pedir referências a seu respeito.

Você tem espírito de liderança?
Responda a essa pergunta, positivamente, sem arrogância.

Por que você escolheu este curso?
Fale com entusiasmo sobre a vontade que sempre teve de atuar nessa área.

Qual seria o seu emprego ideal?
Tente descrever o emprego no qual está a se candidatar.

O que você faz no seu tempo livre? Tem algum hobby?
Tente demonstrar o seu bom relacionamento com as pessoas e sua preocupação com o seu desenvolvimento pessoal.

EDUCAÇÃO

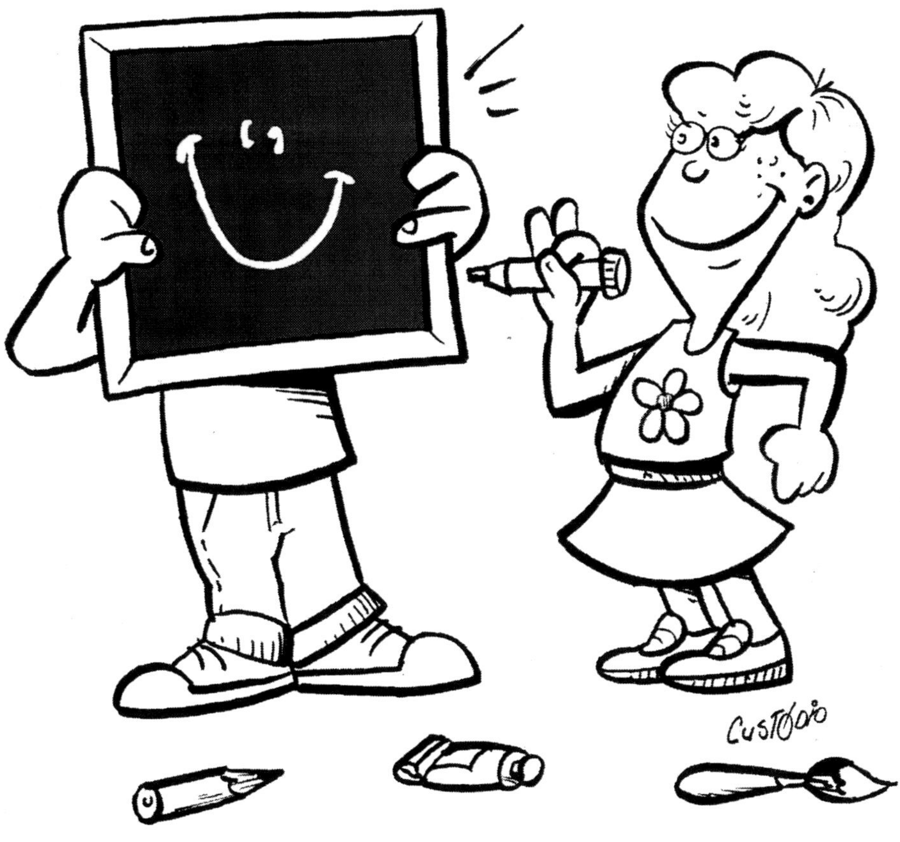

DICAS E SUGESTÕES

EDUCAÇÃO

Como acabar com o racismo no Brasil?

Devemos participar de uma nova visão de mundo, no qual as diferenças sejam reconhecidas sem serem, todavia, desmerecidas, oprimidas e discriminadas.

O racismo é a manifestação do preconceito relativo à raça. Algumas formas são mais comuns, como a violência física, a violência moral, a agressão, a ofensa, a injúria e outras formas de discriminação.

Muito se tem evoluído para reduzir as desigualdades raciais nos últimos anos.

Afinal, são cerca de 400 anos de discriminação, começando com o tráfico de escravos, raptados das savanas africanas, trazidos para o Brasil colonial para abastecer de mão-de-obra barata os engenhos e lavouras.

O Brasil possui a maior população negra do continente e está em segundo lugar no mundo, perdendo apenas para a Nigéria: 80 milhões de pessoas. Apesar disso, grande parte de homens e mulheres negros sofrem com o processo de exclusão.

O racismo foi considerado pela constituição crime inafiançável.

O Congresso Nacional homenageou o Dia Nacional da Consciência Negra, comemorando em 20 de novembro, com sessão solene.

"Nós temos que avançar muito em debates e discussões para a busca de soluções".

A cor da pele não pode fazer diferença entre um indivíduo e outro. Esta consciência deve ser passada para a sociedade! No DNA de qualquer brasileiro, iremos encontrar sangue africano. Por que o preconceito racial, então?

Outros Preconceitos:

Nordestinos, orientais, gordos, idosos portadores de deficiências físicas, portadores do vírus HIV, etc., são todos seres humanos, concorda?

Se somos irmãos, vamos nos respeitar e amar, como uma família de bem deve ser!

Vamos decretar, para sempre, o fim do preconceito.

O PERIGO DOS VIDEOGAMES

"Cuidados com o vício" – diz o psiquiatra Içami Tiba.

Seis dicas para saber se o seu filho está "viciado" em videogames:

- É difícil parar de jogar.
- Qualquer tempo que sobra, ele começa a jogar novamente.
- Atrapalha as atividades familiares de convivência: papos, saídas, jantares, etc.
- Fica sem tempo hábil de executar os deveres escolares.
- Apresenta dificuldade de acordar, devido ao fato de avançar no horário de deitar-se.
- Ocorrem discussões, devido ao fato de não querer sair do videogame.

Os videogames violentos incitam a violência?

Esta questão é polêmica. Existe uma corrente que diz que sim, afirmando que jovens que brincaram com videogames violentos na infância tornaram-se mais violentos do que os que não brincaram.

E outra corrente diz que não, porque o cérebro "sabe" que está simplesmente assistindo e não interagindo física e emocionalmente com os videogames violentos.

Os videogames violentos podem predispor à violência aqueles que vivem em ambientes favoráveis ao seu crescimento.

Há pessoas que nascem mais agressivas que outras. Estas, quando crescem em ambientes violentos, podem tornar-se mais violentas que as demais. Por esse motivo, os videogames podem vir a agravar a situação.

Se possível, adie o máximo que puder tanto os videogames como também a televisão.

É assustador ver crianças ainda de fraldas tentando imitar o rebolado de dançarinas da TV.

Muito cuidado com o uso da televisão como "babá eletrônica".

A criança poderá aprender coisas terríveis, e você perderá o controle sobre ela, muitas vezes sem saber nem o motivo.

Felicidade não é fazer tudo que se tem vontade, mas ficar feliz com o que está fazendo.

EDUCAÇÃO FAMILIAR

Os dez elementos da autoestima que a mãe deverá estimular:

1. Amor
2. Carinho
3. Respeito
4. Tolerância
5. Solidariedade
6. Cidadania
7. Exigir dos filhos reciprocidade
8. Disciplina
9. Religiosidade
10. Reforçar a ética e a preservação da Terra

Não existe manual para educar bem os filhos, e, principalmente, cada filho é único.

O que serve para o mais velho, provavelmente não servirá para o do meio, ou para o caçula. Mas o que os pais realmente desejam, é que seus filhos sejam felizes.

E para isto existe um alicerce, que começa na infância: o de criar uma boa autoestima para os filhos. É aí que reside a base da felicidade e o caminho para se ter autonomia na vida.

O que é, na prática, educar bem um filho?

Dar boa educação é essencialmente criar os filhos com autoestima.

A autoestima começa a desenvolver-se ainda bebê, sendo amado e bem cuidado.

Para que a criança sinta-se amada, é necessário que, acima de tudo, seja respeitada.

Respeitar os filhos significa:

• Aceitá-los como são, mesmo que não correspondam às expectativas dos pais.

• Crianças erram, mas é assim que aprendem.

Os pais podem julgar as atitudes, mas não os filhos.

Se a atitude for egoísta, o que deve ser mostrado é o egoísmo, e não dizer: você é egoísta!

O respeito à criança ensina-lhe que é amada não pelo que faz ou tem, mas pelo simples fato de existir. Sentindo-se amada irá se sentir segura, para realizar seus próprios desejos.

Portanto, deixe tentar, errar sem ser julgada, ter seu próprio ritmo, descobrir coisas, e permita à criança perceber que consegue realizar suas conquistas.

Assim, irá desenvolver sua autoestima, grande responsável por seu crescimento interno, e fortalecer-se para ser feliz, mesmo que tenha de enfrentar contrariedades.

É sobre a autoestima que repousa a alma, e, nessa paz, é que residirá a felicidade.

Se os pais querem que seus filhos progridam na escola, é essencial estimular a criança ou o adolescente a tirar proveito do estudo em casa.

Uma dica importante é não estimular a decoreba, em que o aluno apenas repete a matéria sem refletir sobre seu conteúdo.

Ao invés de estabelecer horários para estudar, peça apenas que lhes transmitam o que estudou com suas próprias palavras. Se de fato tiver aprendido, saberá transmitir seus conhecimentos.

PREVENÇÃO CONTRA DROGAS

Achar a verdade é fácil; difícil é não fugir dela, quando for encontrada.

Preocupe-se, caso estiver acontecendo isto com seu filho:

- Mudança de comportamento.
- Falta de motivação para as atividades do dia-a-dia.
- Queda do rendimento escolar ou abandono dos estudos.
- Queda da produtividade no trabalho.
- Faltas ou abandono do emprego.
- Alteração de humor, intensa irritabilidade, hostilidade.
- Desaparecimento de objetos de valor em casa.
- Dificuldades no relacionamento familiar.
- Ausência prolongada de casa, voltando sujo e deprimido.
- Muita fome, com preferência a doces ou falta de apetite.

As principais necessidades do adolescente, cuja satisfação o distancia do perigo das drogas são:

- Sentir o amor de seus pais, porque o calor do afeto nutrirá o sentimento de amor do filho.
- Um lar aconchegante e estável; um ambiente seguro, no qual poderá se abrigar e restabelecer a calma de seus sentimentos, caso estejam perturbados por algum momento de crise.
- De fé, ideais e de um sistema de valores, que lhe permitirá encontrar e realizar algo que possa dar sentido para sua vida: esportes, trabalho, atividades artísticas, etc.
- Ter um lugar com privacidade, onde poderá se recolher para explorar seu mundo interior.
- De pais compreensivos, dispostos a escutar suas confidências, compreender seus sentimentos, perdoar suas falhas e ajudar a corrigi-las.
- Ter oportunidades para exercer sua liberdade. Porém, também precisará de controle para estabelecer os limites que ele ainda não é capaz de fixar e respeitar por si mesmo.

• De pertencer a um grupo de amigos sadios, alegres e entusiastas, com quem possa compartilhar as atividades comuns e passar para a vida adulta em um ambiente livre de vícios e perigos.

• De momentos que lhe propiciem a canalização de suas energias transbordantes no esporte e no lazer.

Falamos da crise da adolescência, por ser uma fase do desenvolvimento que perturba e desestabiliza o jovem. Porém, seus pais também entram em crise, pois repentinamente sentem-se inseguros de sua forma de reagir e sentem-se perdidos, em uma verdadeira avalanche de perguntas, inquietudes, surpresas, decisões e situações imprevisíveis.

A crise afeta também a família, pois perturba a harmonia das relações, e surge, assim, o conflito. Ficam para trás os anos de tranquilidade e chega a hora em que o filho experimenta sua independência, prescindindo da companhia dos pais e opondo-se a suas decisões.

A gravidade dessa crise oscila muito em função do temperamento do jovem e de seus pais, da qualidade da família e das características do meio social.

Felizmente, são mais frequentes os casos nos quais a adolescência transcorre sem maiores problemas, porque as dificuldades do processo não chegam a ser graves.

Há outros em que os conflitos estragam os vínculos afetivos e acarretam situações seriamente destrutivas e irreversíveis uma das quais, o tema nos ocupa: a dependência das drogas.

Uma educação adequada do adolescente por parte dos pais reduz a severidade da crise e evita muitas das dificuldades. Não há vitória sem luta.

SEXO SEGURO

Há um ditado que diz: "sexo é bom, mesmo quando é ruim".

Mas o sexo, além de bom ou ruim, pode ser perigoso para a saúde física e emocional das pessoas.

Hoje em dia, uma das maiores preocupações relacionadas ao sexo é a possibilidade da disseminação de uma doença gravíssima: a aids.

Foi com o surgimento da epidemia de aids que o medo voltou à tona, e a camisinha apresentou-se como uma espécie de "salva-vidas" para as pessoas de vida sexual ativa.

Hoje, o que se chama de sexo seguro é aquele praticado com o uso de preservativos (masculinos ou femininos), que têm uma diferença fundamental em relação aos outros métodos anticoncepcionais, os quais, antes da aids, ofereciam segurança, além de evitar a gravidez: os preservativos são o único meio do qual dispomos para prevenir doenças.

Mesmo com todas as campanhas que explicam às pessoas sobre a importância do uso de preservativos, menos de 50% dos brasileiros com vida sexual ativa usam a camisinha.

Alguns a consideram incômoda, outros acham que ela "quebra o clima.

Os preservativos são o método contraceptivo mais barato que existe, e protegem nosso corpo contra diversas doenças. Por isso, ninguém deve abrir mão de seu uso. Se você ainda não é um adepto da camisinha, já está mais do que na hora de começar. Sempre é tempo de aprender a proteger-se.

- **Coloque direito a camisinha:**

Coloque o preservativo com o pênis ereto antes de tocar a vagina.

Isso deve acontecer desde o início do ato sexual, uma vez que existe a eliminação de um fluido pré-ejaculatório com quantidades suficientes de espermatozóides para que ocorra a contaminação ou a fecundação.

Portanto, mesmo sem ejacular dentro da vagina, só com o líquido que deixa o pênis molhado, pode ocorrer a gravidez ou a contaminação pelo vírus HIV.

Vale lembrar que a camisinha feminina, apesar de ser pouco difundida, é uma alternativa segura para evitar-se a aids. Possibilita que as mulheres tomem a iniciativa de proteger-se.

Para colocar, siga as instruções da embalagem do produto, que podem variar de marca para marca.

Cuidados importantes:

- Use camisinhas lubrificadas, que vêm embaladas em pacotinhos à prova de luz.
- Dê preferência a camisinhas que possuam espermicidas, pois são ótimos para evitar a gravidez.

É sempre importante cuidar da lubrificação, caso contrário, existirá o risco de a camisinha romper-se. Não use lubrificantes à base de petróleo, como a vaselina, pois causam furos na camisinha, eliminando a capacidade de proteção.

Cuidados com as embalagens:

• Se a embalagem estiver danificada, descarte-a.

• Verifique o prazo de validade.

• Guarde em local fresco e escuro, pois o calor, a luz e a umidade, podem danificar o produto.

• Manuseie com cuidado.

• Evite carregá-las em carteiras de dinheiro ou sentar-se em cima.

• Não desenrole antes de usar.

Quando devo colocar a camisinha?

Desde o início do ato sexual, ou seja, quando houver contato entre o pênis e a vagina.

É fundamental para evitar a gravidez e a transmissão de doenças.

Usar duas camisinhas protege mais?

Não. O atrito entre o látex das duas camisinhas poderá fazer com que estourem.

Quem não se sente seguro com os preservativos comuns, o ideal é usar um com maior espessura.

A mesma camisinha pode ser utilizada mais de uma vez?

Não. A camisinha foi feita para usar e jogar fora. E nem pensar em usar de novo.

Por que as camisinhas estouram ?

Em geral, por mau uso: ou são colocadas do avesso, ou estão cheias de ar e a lubrificação é insuficiente.

Existe risco de gravidez e contágio de aids, mesmo usando a camisinha?

Seu uso correto evita a transmissão do vírus da aids, as DSTs (doenças sexualmente transmissíveis) e a gravidez. Mesmo assim, existe um pequeno risco. É considerado seguro 95% das vezes, pois há a possibilidade de que o preservativo estoure durante o ato sexual.

O que fazer se a camisinha estourar?

Interromper imediatamente a relação, lavar a vagina e o pênis com água e sabão, e só então prosseguir a relação sexual, com outra camisinha. No dia seguinte, o casal deve procurar o médico para escolher algum anticoncepcional de emergência (como a pílula do dia seguinte), se houver necessidade. Por precaução, é bom fazer o exame de aids três meses depois.

Camisinha dá alergia?

Quem notar qualquer alteração, com o uso da camisinha, deve experimentar aquelas sem nenhum tipo de espermicida ou lubrificante. Ou optar pela camisinha feminina.

As camisinhas de poliuretano são anti-alérgicas?

Provocam menos alergia que o látex.

As camisinhas coloridas, com cheiro de frutas, música, são tão seguras quanto as comuns?

Depende. O ideal é procurar o selo de institutos de certificação estrangeiros (ou do próprio inmetro) e ler as instruções para saber se o material do qual são feitas realmente protege.

Precisa-se usar a camisinha no sexo oral?

Sim. Já há relatos comprovados de transmissão do vírus da aids pelo sexo oral.

Por isso, não tem outro jeito.

- Livre das desculpas esfarrapadas:

"Usar camisinha é como chupar bala com papel" ou "Eu nunca transei com ninguém doente, a gente nem precisa usar" são coisas comuns, que ainda se ouve quando o assunto é sexo.

Se você está preocupado com a sua saúde, não pode cair nessas histórias.

A maioria das doenças sexualmente transmissíveis demora algum tempo para manifestar-se, e, no caso da aids, o tempo de incubação é de alguns anos.

Mesmo que a pessoa apresente um teste negativo de HIV, isso quer dizer pouca coisa.

Lembre-se: é preciso só uma vez para infectar-se.

Aprenda o que responder:

1. Sei que sou saudável. Não precisamos usar camisinha.

R: "Fico feliz por você, mas da minha saúde cuido eu. Ou camisinha ou nada.

2. A camisinha não é natural.

R: A doença é natural, mas nem por isso quero me arriscar.

3. Vou perder o tesão e falhar.

R: Pode deixar que dessa parte eu me encarrego. Sei colocar de um jeito que só irá melhorar o clima.

4. Só desta vez, vai?

R: Uma vez é o suficiente para se infectar.

5. Pode confiar em mim.
R: Desculpe, mas quando o assunto é a minha saúde, eu só confio em mim.

6. Isto sempre arrebenta quando eu uso.
R: Então está na hora de aprender a usar direito.

7. Não tenho camisinha.
R: Já ouviu falar em farmácia 24 horas?

Sem camisinha, não transe.

BELEZA

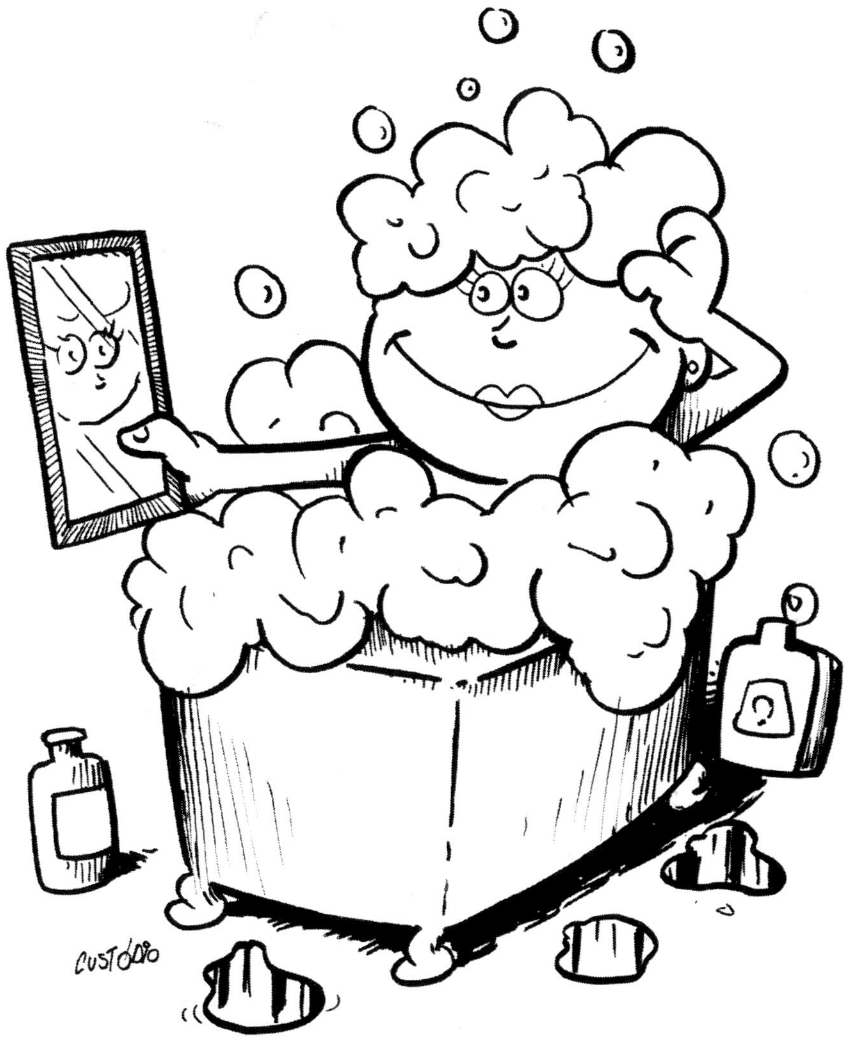

DICAS E SUGESTÕES

DICAS DE BELEZA

Como preservar os cosméticos:

Os tempos estão difíceis e economizar é sempre bom. As dicas a seguir são exatamente isso. Conselhos práticos e fáceis sobre como conservar, aumentar o rendimento e tirar o máximo proveito de seus cosméticos e acessórios de beleza.

- Quando o rímel estiver acabando, mergulhe-o por alguns instantes em água bem quente. Isso irá soltar e amolecer o produto que fica preso nas paredes do tubo.
- Quando o batom estiver terminando, use um pincel fino e chato para aplicá-lo. Isso possibilitará o uso até o final.
- Está enjoada das cores de seus batons? Pegue um pouco de cada um, misture com um pincel e aplique nos lábios.
- Para conservar os pincéis, lave sempre com sabonete glicerinado e seque muito bem ao sol ou com secador de cabelos.
- Produtos com álcool agridem peles oleosas, fazendo com que elas reajam, produzindo ainda mais óleo. Use produtos suaves, sem álcool e sem óleo.
- Está cheia de batons que estão só com um restinho? Misture todos, derreta-os em banho-maria e coloque em um pote com tampa. Aplique nos lábios com um pincel.
- Escovas de cabelo sujas comprometem o penteado. Uma vez por semana, remova completamente os fios retidos entre as cerdas. Se for necessário, utilize uma pinça. Lave bem a escova com sabonete neutro. Deixe secar de preferência ao sol, que é um ótimo bactericida. Isso irá eliminar eventuais fungos e germes que ficaram retidos em sua escova ou pente.
- Alicates de unha e de cutícula, cortadores e lâminas de barbear, devem ser individuais ou desinfetados antes de serem usados, por outras pessoas. Como é praticamente impossível desinfetar completamente os equipamentos em casa, opte por equipamentos individuais. Isso evitará a transmissão de fungos e bactérias de uma

pessoa para outra. Além disso, antes e depois de usar, limpe com álcool ou água e sabão. Nunca guarde acessórios de manicure ou lâminas de barbear molhados, para evitar ferrugem.

- Não guarde perfumes e cosméticos no banheiro. Tais produtos pedem ambientes secos e frescos.
- Não deixe shampus e condicionadores na janela do banheiro, pois o sol e o calor alteram a qualidade dos produtos.
- Guarde cremes bem tampados e nunca use os dedos para retirar. Utilize uma espátula e depois lave. Os dedos podem acabar levando para dentro do pote bactérias e fungos que irão proliferar e contaminar todo o creme.
- Lave sempre as mãos antes de aplicar, qualquer cosmético.

DICAS CASEIRAS

A Beleza ao alcance de todos

Os produtos de beleza estão cada vez mais sofisticados e caros. Mas não significa que as receitas caseiras de nossas avós não sirvam mais para cuidar da pele.

Algumas fórmulas simples podem ser feitas e proporcionar efeitos interessantes para cuidar da pele.

É essencial manter alguns cuidados básicos, para beneficiar-se dos efeitos desses preparados. Use ingredientes frescos, limpos e na proporção indicada.

Prepare as receitas em utensílios de louça ou vidro.

Prepare a quantia suficiente para uma única aplicação, isto é, não guarde as sobras, pois podem se contaminar com microorganismos nocivos.

Permanecer o tempo indicado e remover a máscara, completamente, com água fria.

Importante: Mesmo frutas, legumes e derivados de leite, podem provocar irritações e alergias. Por isso, faça um teste na pele antes de espalhar o creme caseiro pelo rosto ou pelo corpo.

1. Esfoliação para as costas: É bem fácil: basta colocar 2 colheres (sopa) de açúcar num pote e espremer limão em quantidade suficiente para fazer uma pasta. Cuidado para não ficar mole demais, porque senão não surtirá efeito. O cheiro é delicioso. Peça para uma pessoa amiga esfregar levemente a mistura em suas costas por alguns minutos. Deixe uns 10 minutos e vá direto para o banho e, **pelo amor de Deus, nada de sol.** O limão é cruel e poderá causar manchas escuras e queimaduras na pele, se você não tomar cuidado e não tirar bem os resíduos antes de sair na rua.

2. Esfoliação para corpo e rosto:

Ingredientes:
2 colheres (sopa) de aveia
2 colheres (sopa) de leite de soja em pó
2 colheres (sopa) de fubá
2 xícaras (chá) de soro fisiológico

Misture todos os ingredientes e aplique em movimentos circulares sobre a pele.

A mesma receita poderá ajudar calcanhares ressecados.

Separe 2 colheres de sopa do esfoliante e acrescente 1 colher de (sopa) de óleo de gérmen de trigo.

Aplique sobre os calcanhares, massageando-os. Espere secar e lave bem. Repita esta receita pelo menos duas vezes por semana.

3. Pele Oleosa:

Ingredientes:
1 copo de iogurte sem sabor
1 clara de ovo batida em ponto de neve
1 colher (sopa) de sementes de erva-doce
Folhas frescas de hortelã

Misture levemente as claras ao iogurte e acrescente as sementes de erva-doce.

Aplique no rosto limpo uma camada espessa e homogênea.
Cubra com as folhas de hortelã.
Repouse por 20 minutos e retire a máscara com água fria.
Enxágue bem.

4. Pele Seca:

Ingredientes:
1 copo de iogurte integral sem sabor
1 colher (sopa) de óleo de amêndoas
1 colher (sopa) de mel
Folhas frescas de sálvia
Misture levemente o óleo de amêndoas, o mel e o iogurte.
Aplique no rosto limpo uma camada espessa e homogênea.
Cubra com as folhas de sálvia e repouse por 20 minutos. Retire a máscara com água fria.
Enxágue bem e enxugue a pele.

5. Pele Normal:

Ingredientes:
1 copo de iogurte gelado sem sabor
¼ xícara (chá) de camomila concentrada
1 colher (café) de óleo de canola
Folhas frescas de manjericão

Misture levemente o óleo de canola e o chá de camomila concentrado ao iogurte.
Aplique no rosto limpo uma camada espessa e homogênea.
Cubra com as folhas de manjericão e repouse por 20 minutos.
Retire a máscara com água fria. Enxágue e enxugue a pele.

6. Máscara para os cabelos:
Para combater o ressecamento, dê preferência à babosa natural.
Basta bater folhas de babosa com água quente no liquidificador e aplicar nos cabelos.

7. Cabelos e pele ressecada:
Prepare uma mistura de mel, abacate e 1 colher (café) azeite. Aplique e deixe por 30 minutos.

Tônico Facial:
Descasque um pepino e utilize a polpa no rosto. Esta fórmula serve para tonificar a pele e deixá-la limpa.

9. Para limpar e tonificar o rosto:
Utilize chá de camomila.

10. Para espinhas:

Ingredientes:
3 colheres (sopa) de seiva de folha de babosa
2 colheres (sopa) de inhame cru batido
1 colher (sopa) de mel
1 punhado de flores de calêndula seca

Bata todos os ingredientes no liquidificador e coloque em um pote com tampa.
Guarde na geladeira e aplique sobre o rosto à noite. Enxágue somente no dia seguinte.
Recomenda-se nunca espremer as espinhas, pois marcam a sua pele.

11. Sabonete para espinhas:
Derreta dois sabonetes neutros em banho-maria. Quando estiverem totalmente derretidos, misture os ingredientes da receita acima e mexa bem. Despeje numa vasilha de louça e só desinforme, quando estiver frio. Lave o rosto de manhã e à noite. Ensaboe e deixe sobre a pele alguns minutos.

RECEITAS

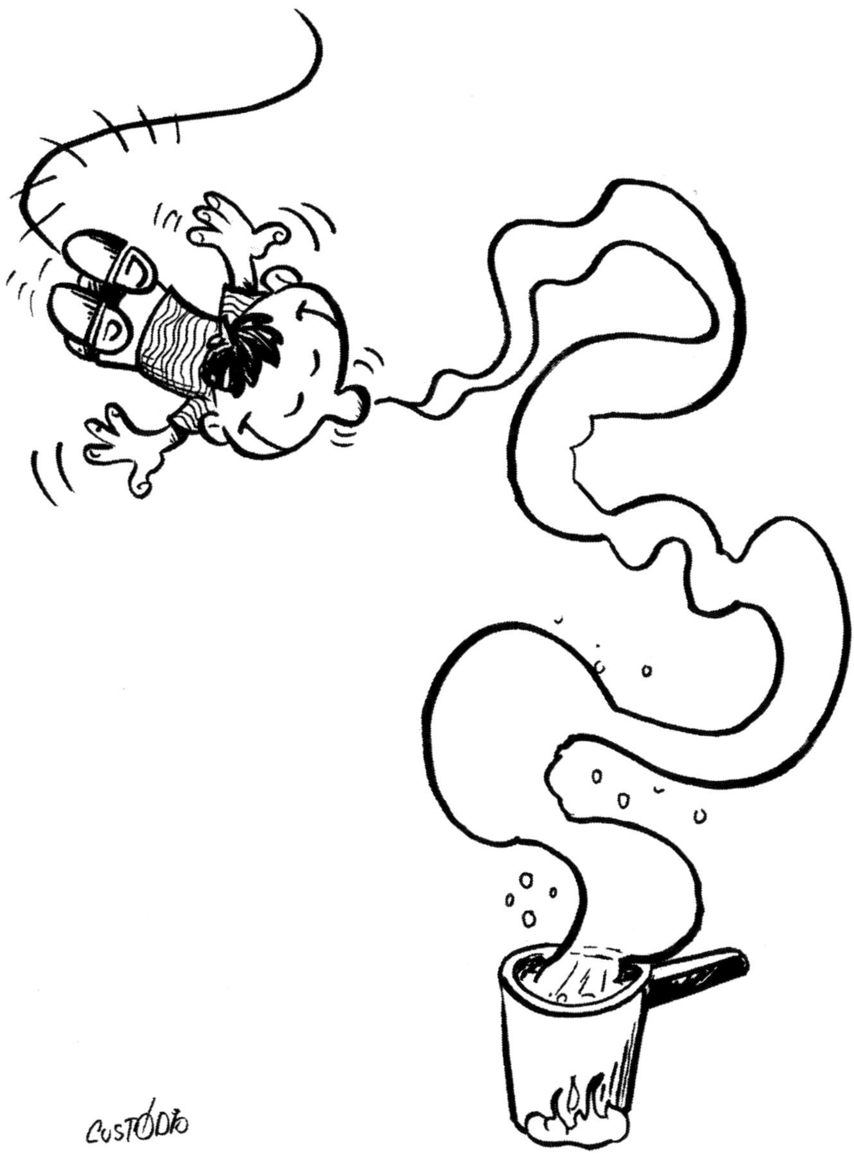

COMO APROVEITAR OS ALIMENTOS

Arroz-de-Cuxá

Ingredientes:

2 xícaras (chá) de arroz
Folhas de vinagreira
Óleo
Alho
2 colheres (sopa) de farelo de trigo
Camarão
Pó de casca de camarão (se gostar)

Modo de preparar:

Refogue um maço de folhas de vinagreira escaldadas e bem picadas com o óleo, o alho, o arroz e o farelo.

Coloque o camarão e o pó de casca de camarão.

Cuxá é um tradicional prato do Maranhão.

Angu

Ingredientes:

2 colheres (sopa) de farelo de trigo
1 copo de fubá torrado
Água suficiente para fazer angu

Modo de preparar:

Misturar todos os ingredientes em água fria.
Se quiser, colocar temperos a gosto.
Levar ao fogo até engrossar e ficar ao ponto.
Despejar em uma vasilha e deixar esfriar.

Arroz Enriquecido

Ingredientes:

1 copo de arroz
2 colheres (sopa rasas) de farelo
Óleo suficiente
Talos de couve (ou cascas de abóbora) refogados
1 pitada de pó de folhas

Modo de preparar:

Refogue o arroz junto com o farelo.
Coloque o tempero.
Acrescente água fervendo suficiente para cozinhar o arroz.

Refogue à parte os talos de couve picadinhos. Misture o arroz já cozido.

Arroz Integral
Modo de preparar:
Para cada xícara de arroz integral, use 2 ½ xícaras de água.
Lave o arroz, ponha na panela e cozinhe (sem refogar no óleo).
Deixe ferver e ponha sal.
Baixe o fogo e espere o cozimento.
Com o arroz cozido, pode-se fazer papa de arroz (altamente medicinal para gripes, fraqueza, etc.); bolinhos, arroz de forno, mingau e leite de arroz.

Assado de Mandioca
Ingredientes:
1 kg de mandioca
2 cebolas médias
3 tomates médios (maduros)
3 pitadas de pó de folhas verdes
Cheiro-verde a gosto
1 copo de leite
1 pitada de sal
Modo de preparar:
Cozinhe a mandioca em pouca água e sal. Depois de fria, corte em pedacinhos e acrescente os demais ingredientes. Mexa com as mãos e aperte para soltar o amido.
Quando estiver mais ou menos cremosa, misture o leite.
Despeje a mistura numa forma untada com óleo.
Leve ao forno preaquecido para assar.

Bagaço de Coco (depois de retirar o leite)

Refogue com temperos e acrescente dendê.
Pode ser usado para fazer coalhada, bolinho, bolo ou seco para ser usado em paçoca.

Berinjela
Ingredientes:
Berinjela crua
Alho, sal, orégano e pimenta
Suco de limão ou vinagre
Modo de preparar:
Descasque a berinjela crua.

Corte em tirinhas bem finas e deixe imersa por umas três horas em suco de limão ou vinagre.

Esprema bem.

Tempere com alho amassado, sal, orégano e pimenta.

Cubra com óleo ou azeite.

Sirva com pão, mandioca (macaxeira), cará, inhame ou fruta-pão.

Berinjela ao Molho
Ingredientes:
Berinjela
Vinagre ou limão (½ xícara)
Sal
Castanha-de-caju, amendoim ou pecã (nozes)
Alho
Cebola
Limão
Pó de folha de mandioca
Farelo torrado
Azeite ou óleo
Modo de preparar:
Afervente a berinjela cortada em três partes em 1 litro de água.

Acrescente (½ xícara (chá) de vinagre ou limão.

Bata no liquidificador: castanha de caju, amendoim ou pecã (nozes) com alho, cebola, limão, pó de folha de mandioca, farelo torrado e azeite ou óleo.

Recheie a berinjela e cubra com óleo ou azeite.

Berinjela Assada
Ingredientes:
Berinjela

Shoyu ou gergelim moído
Sal
Óleo

Modo de preparar:

Coloque várias berinjelas com casca no forno.

Depois de assadas, descasque e tempere com shoyu ou gergelim moído a gosto.

Berinjela Frita

Ingredientes:

Berinjela
Óleo
Shoyu ou gergelim moído

Modo de preparar:

Coloque um dedo de óleo em uma panela. Quando o óleo estiver quente, coloque a berinjela com casca lavada e bem seca. Vire até estar toda cozida.

Retire do óleo, descasque e tempere:

a) com salada
b) com shoyu e gergelim moído
c) a gosto, bem amassada até se transformar em patê

Bife de Soja

Ingredientes:

2 copos de carne de soja hidratada e espremida
1 cebola média picada
1/3 copo de farinha de mandioca ou trigo
1 copo de carne moída (opcional)
1 ovo (opcional)
3 colheres (sopa) de farelo
1 colher (chá) de pó de folhas
2 colheres (sopa) de óleo
Cheiro-verde
Tempero a gosto

Modo de preparar:

Coloque a carne de soja de molho por 15 minutos. Acrescente todos os ingredientes.

Frite em óleo quente.

Bife de Soja com Casca de Banana

Ingredientes:

½ kg de carne de soja hidratada e espremida
½ kg de carne moída de vaca (opcional)
3 cascas de banana picadas e refogadas no óleo
1 colher (sopa) de colorau
1 cebola média picada
3 galhos de coentro ou salsa
½ copo de fubá
½ copo de farelo
2 ovos (opcional)

Modo de preparar:

Coloque a carne de soja de molho por 15 minutos.

Acrescente todos os ingredientes. Dê o ponto de enrolar com o fubá. Frite em óleo quente.

Bolinhos de Abóbora ou Batata-doce

Ingredientes:

1 xícara (chá)de abóbora ou batata-doce cozida e amassada
2 colheres (sopa) de farelo de trigo ou arroz
1 colher (sobremesa) de fermento em pó
Sal ou açúcar a gosto

Modo de preparar:

Misture todos os ingredientes.

Acrescente farinha de trigo suficiente para dar a consistência desejada.

Faça as colheradas e frite em óleo quente.

Obs: Caso queira bolinho doce, polvilhe com açúcar e canela

Bolinhos de Abobrinha

Ingredientes:

1 abobrinha ralada ou batidinha

1 ovo
2 colheres (sopa) de farinha de trigo
Cebolinha verde
Pimenta-do-reino e sal
Óleo
Modo de preparar:
Bata o ovo e misture aos ingredientes.
Faça as colherinhas e frite em óleo quente.
Caso a massa fique muito mole, acrescente um pouco mais de farinha de trigo.

Bolinhos de Arroz com Espinafre
Ingredientes:
1 punhado de espinafre
½ copo de leite
1 colher (sopa) de farinha de trigo
3 colheres (sopa) de queijo ralado
Sal e cheiro verde a gosto
Modo de preparar:
Bata tudo junto.
Misture ao arroz e faça bolinhos.
Frite em óleo quente.

Bolinhos de Arroz quebradinho (ou Canjiquinha de Milho)
Ingredientes:
2 copos de arroz quebradinho ou canjiquinha de milho
½ copo de farelo
½ copo de farinha de trigo
1 colher (sopa) de fermento
Cheiro-verde
1 cebola
1 tomate
Sal e tempero à vontade
Modo de preparar:
Faça uma massa mole.
Frite em óleo, às colheradas.

Bolinhos de Mandioca
Ingredientes:
1 kg de mandioca ralada
2 ovos
1 copo de queijo
1 colher (sopa) farinha de trigo
Sal e cheiro-verde a gosto
Modo de preparar:
Amasse tudo e faça os bolinhos.
Frite em óleo quente.

Bolinhos de Mandioca (Macaxeira ou Aipim)
Ingredientes:
3 xícaras (chá) de mandioca cozida e moída
3 xícaras (chá) de polvilho
3 xícaras (chá) de queijo ralado (opcional)
1 xícara (chá) de farelo de trigo
3 ovos
3 colheres de óleo
Sal
Leite ou água, até o ponto de enrolar com a mão
Modo de preparar:
Frite ou Asse

Bolinhos de Mandioca e Abóbora
Ingredientes:
1 xícara (chá)de mandioca cozida e amassada
1 xícara (chá) de abóbora cozida e amassada
1 colher (sopa) de fermento em pó
3 colheres (sopa) de farinha de trigo
1 ovo
Sal e açúcar a gosto
Modo de preparar:
Misture tudo e amasse até adquirir consistência.
Faça os bolinhos.

Frite em óleo quente.
Se preferir, acrescente queijo ralado.

Bolinhos de Milho Verde
Ingredientes:
4 espigas de milho verde
2 colheres (sopa) de farelo de trigo ou arroz
1 colher (sopa) de fermento em pó
Sal e pimenta-do-reino a gosto
Cheiro-verde picado
Farinha de trigo
Modo de preparar:
Rale o milho ou bata no liquidificador.
Passe por uma peneira.
Misture o bagaço que ficou na peneira aos demais ingredientes.
Acrescente a farinha de trigo para dar a consistência desejada.
Faça as colheradas e frite.

Bolinhos de Milho Verde (alternativo)
Ingredientes:
Bagaço de 4 espigas de milho verde
2 colheres (sopa) de farelo
Farinha de trigo suficiente para fazer uma massa que possa fritar às colheradas
1 colher (sopa) fermento
Pimenta-do-reino e sal
Cheiro-vede picado
Modo de preparar:
Misture tudo e frite.
Se quiser, acrescente um ovo.
O milho deve ser ralado ou batido no liquidificador e passado na peneira.
Use só o bagaço.
Com o restante, faça curau.
O bolinho pode também ser doce.

Broto de Chuchu e de Abóbora

Coloque numa sopa, feijão, na multimistura ou refogue se a quantidade for grande.

Acrescente ovos batidos, se preferir

Café Instantâneo

Ingredientes:

1 kg de café

½ kg de farelo de trigo

Modo de preparar:

Coloque o quilo do café numa panela e leve ao fogo, sem mexer.

Coloque ½ kg de farelo de trigo quando aparecer bolhas escuras e mexa até ficar escuro como café.

Esfrie no tabuleiro.

Passe no pilão ou no liquidificador.

Guarde em vidro fechado.

Caldo de cabeça de peixe

Ingredientes:

8 cabeças de peixe bem lavadas

1 litro de água

1 colher (sopa) de azeite

½ pimenta dedo-de-moça

Sal a gosto

2 colheres (sopa) de farinha de mandioca

2 ovos

Cheiro-verde

Modo de preparar:

Cozinhe as cabeças de peixe em um litro de água, junto com o azeite, a pimenta e o sal.

Ferva por 20 minutos.

Tire o caldo passando por uma peneira fina.

Volte para a panela.

Adicione a farinha de mandioca, os dois ovos e o cheiro-verde

Sirva bem quente.

Caldo de Chuchu com Camarão
Ingredientes:
1 kg de chuchu
3 dentes de alho
2 colheres (sopa) de pó de camarão
Cheiro-verde
½ copo de água
2 colheres (sopa) de óleo
Modo de preparar:
Corte o chuchu em pedaços grandes.
Coloque o alho para fritar.
Acrescente o chuchu e a água.
Deixe cozinhar. Quando estiver pronto, adicione o pó de camarão.

Caldo Verde
Ingredientes:
Folhas de chuchu ou de cenoura
Folhas de couve, folhas de batata-doce ou brócolis e talos ou folhas de beterraba
2 colheres (sopa) de fubá torrado
1 kg de músculo
2 litros de água
2 dentes de alho
Sal a gosto
Cheiro-verde
Modo de preparar:
Cozinhe a carne. Quando estiver mole, coloque as folhas cortadas e o fubá. Se precisar, adicione água.

Caldo Verde com Osso
Ingredientes:
½ kg de osso
1½ litro de água
Temperos: 1 prato fundo de folhas picadas (folha de abóbora, caruru, taioba, beldroega, couve, casca de banana madura, alho de folha, etc...).

1 pitada de pó de casca de ovo
2 colheres (sopa) de farelo
1 colher (sopa) de fubá
1 colher (sopa) de óleo
Sal a gosto
Modo de preparar:
Ferva bastante o osso.
Retire o tutano e deixe no caldo.
Acrescente os demais ingredientes.
Ferva bem e passe no liquidificador ou na peneira.
Sirva bem quente.

Canjica Vitaminada
A canjica amarela é mais rica que a branca, porque tem vitamina A.
Ingredientes:
2 copos de canjica cozida
Leite
Açúcar a gosto
1 colher (sopa) farelo
1 colher (sopa) ou mais de amendoim torrado.
Canela
1 pitada de sal
Modo de preparar:
Coloque numa panela todos os ingredientes.
Deixe ferver.
Pode-se substituir o leite por leite de coco.

Chá Multimistura
Ingredientes:
Tirinhas secas de cascas de laranja, limão, tangerina, poncã, maçã, etc.
Folhas secas de hortelã, funcho, cidreira, capim-santo, alecrim, etc.
Canela em pau, cravo, erva-doce, etc.
Pétalas secas de rosas, flores secas de laranja, etc.

Sépalas secas de vinagreira (ume, rosela ou groselha)
Gengibre (fresco ou seco)
Modo de preparar:
Misture todos ou alguns ingredientes.
Guarde em vidros ou latas bem fechadas.
Para usar, aqueça a água até formar bolinhas (sem deixar ferver).
Coloque a multimistura na xícara e sobre ela a água quente.
Abafe por 10 minutos e está pronto um delicioso chá, que se pode servir também gelado.

Carne Moída Enriquecida
Ingredientes:
2 copos de carne de soja hidratada e espremida
1 colher de carne moída
3 colheres (sopa) de farelo
3 colheres (sopa) de óleo
1 cebola média
Tempero a gosto
Modo de preparar:
Coloque o óleo e refogue os temperos. Acrescente a carne e depois o farelo.

Costela de Vaca com Mandioca
Ingredientes:
1 kg de costela magra cortada
3 dentes de alho
2 tomates
1 kg de mandioca
Cheiro-verde
½ litro de água
Sal a gosto
Modo de preparar:
Cozinhe a costela em panela de pressão por 20 minutos.
Coloque os tomates (cortados), o alho e a mandioca.
Deixe cozinhar e acrescente água, se necessário.

Coloque o cheiro-verde, quando a mandioca estiver cozida.

Croquetes de Mandioca, Macaxeira ou Aipim
Ingredientes:
1 kg de mandioca (macaxeira ou aipim) cozida e amassada
1 copo de carne de soja hidratada (opcional)
½ copo de farinha de trigo
½ copo de farelo de trigo ou arroz
2 colheres (sopa) de óleo
1 pires de cheiro-verde picado
Modo de preparar:
Deixe a carne de soja de molho em água por 15 minutos.
Esprema bem e misture os demais ingredientes.
Coloque farinha de trigo suficiente para enrolar.
Frite em óleo quente ou asse.

Cuscuz Paulista
Ingredientes:
1 xícara (chá) de farelo de trigo torrado **ou**
½ xícara (chá) de farelo de arroz
1 xícara (chá) de folhas multimistura refogadas
1 xícara (chá) de frango desfiado ou linguiça frita ou sardinha
1 colher (chá) de pó de folha de mandioca
6 xícaras (chá) de caldo (frango ou osso) fervendo
Ovos
Modo de preparar:
Coloque numa forma (com furo no meio) rodelas de ovos, tomate e sardinha(opcional) no fundo e dos lados.
Misture todos os ingredientes.
Engrosse (duro) com o fubá torrado ou a farinha de milho.
Coloque na forma, pressionada.
Aguarde 5 minutos e desenforme.

Empadão Alternativo
Ingredientes:
1 xícara (chá) de farinha de trigo

1 xícara (chá) de farelo de trigo
1 ovo
1 colher (sopa) de margarina
1 colher (chá) de fermento em pó
½ xícara (chá) de água

Recheio

4 colheres (sopa) de folhas (batata-doce, couve, beterraba) cortadas bem finas
1 colher (sopa) de óleo
1 dente de alho picado
3 tomates sem pele picados
Sal a gosto

Modo de preparar:

Refogue o recheio.
Misture os ingredientes da massa.
Divida a massa em duas partes e abra.
Coloque em forma refratária (vidro) uma parte da massa.
Coloque o recheio e cobra com o restante da massa.
Pincele uma gema em cima da massa.
Leve ao forno brando para assar.

Farelo de Farinha de Mandioca com Carne de Soja

Ingredientes:

1 copo de farinha de mandioca
½ copo de fubá
1 copo de carne de soja seca
½ copo de farelo
1 cebola média
½ copo de óleo
Temperos a gosto
1 pires de cheiro-verde

Modo de preparar:

Torre a carne de soja em um pouco de óleo.

Acrescente o farelo, o fubá, a farinha de mandioca e a cebola e o restante do óleo (adicione mais se precisar).

Acrescente o cheiro-verde, por último.

Farinha de Banana Verde
Ingredientes:
6 bananas verdes
Modo de preparar:
Descasque e corte as bananas em rodelas finas.
Coloque ao sol para secar. Quando secas, pile ou liquidifique.
Peneire.
Guarde em recipientes tampados.
Obs.: use para engrossar mingau, sopas, bolos, etc.

Farinha para anemia, desnutrição, fraqueza e raquitismo (use **duas vezes ao dia**)
Ingredientes:
Cascas de ovos
Folhas de mandioca
Folhas de beterraba
Folhas de cenoura
Modo de preparar:
Lave bem as folhas.
Coloque para secar na sombra, virando todos os dias.
Ferva as cascas de ovos durante 30 minutos.
Coloque no sol para secar e, quando estiver pronto, moa tudo junto até virar uma farinha.
Passe em uma peneira e está pronto.

Farofa de Bagaço de Soja
Veja ingredientes da farofa de ovo e milho (pg. 136).
Modo de preparar:
Refogue 3 copos de bagaço de soja.
Acrescente os ingredientes da farofa de ovo e milho.

Farofa de Casca de Banana
Ingredientes:
5 cascas de banana

3 colheres (sopa) de óleo
3 dentes de alho
Sal e cheiro-verde a gosto
2 colheres (sopa) de água
1 colher (sopa) de farinha de trigo

Modo de preparar:

Corte em pequenos pedaços as cascas de banana.
Frite em três colheres de óleo e três dentes de alho (sal a gosto).
Pingue duas colheres de água para cozinhar bem a casca.
Mexa com a farinha e coloque cheiro-verde.

Farofa de Farelo de Trigo

Ingredientes:

½ copo de farelo de trigo
1 cebola picada
1 pires de cheiro-verde
½ copo de óleo
Alho e sal a gosto

Modo de preparar:

Coloque em uma frigideira o óleo, a cebola, o sal e o alho.
Acrescente o farelo e, por último, o cheiro-verde.
Sirva quente.

Farofa de Farelo de Trigo e Arroz

Ingredientes:

3 colheres (sopa) de óleo
1 pimentão picado
1 copo de farelo de trigo
3 colheres (sopa) de farelo de arroz
½ copo de farinha de mandioca
1 pires de cheiro-verde
1 pires de folhas picadas finas (quiabo, couve, beldroega, taioba, caruru, batata-doce, etc.)
2 tomates picados
1 cebola picada

Sal e alho a gosto

Modo de preparar:

Refogue as folhas com uma colher (sopa) de óleo, pimentão, cebola, alho e sal.

Misture os farelos e a farinha no refogado.

Coloque os demais ingredientes.

Deixe por último as duas colheres (sopa) de óleo e cheiro-verde.

Farofa de Fubá

Ingredientes:

1 copo de fubá torrado

3 ovos

1 cebola picada

½ copo de óleo

2 dentes de alho

1 xícara (chá) de folha de couve, cenoura ou beterraba

Modo de preparar:

Refogue a cebola com o alho em duas colheres de óleo.

Junte os demais ingredientes. Coloque por último o fubá e mexa bem até o ponto de farofa.

Farofa de Fubá (alternativa)

Ingredientes:

1 copo de fubá

1 cebola média picada

½ copo de óleo

2 ovos

½ copo de farelo

Modo de preparar:

Refogue a cebola com duas colheres de óleo.

Coloque dois ovos batidos.

Acrescente o fubá torrado ou pré-cozido.

Junte o farelo torrado.

Acrescentar um pouco de água e o restante do óleo.

Farofa de Milho
Ingredientes:
2 espigas de milho cortadas
1 copo de farinha de milho
2 dentes de alho
2 colheres (sopa) de óleo
1 cebola cortada
1 copo de água
Cheiro-verde
Modo de preparar:
Cozinhe o milho.
Depois do milho cozido, coloque óleo, alho e cebola e refogue o milho sem água.
Coloque sal e cheiro-verde e misture a farinha de milho.

Farofa de Ovo e Milho
Ingredientes:
2 tomates picados
½ copo de óleo
1 cebola média picada
1 copo de farelo de trigo
2 ovos
1 copo de fubá torrado
1 pires de cheiro-verde
Modo de preparar:
Refogue o tomate com um pouco de óleo, a cebola e os ovos.
Misture o fubá e o farelo.
Apague o fogo e coloque o restante do óleo e o cheiro verde.

Farofa de Miúdos de Frango ou de Vaca
Ingredientes:
Miúdos de frango ou vaca (picados)
5 colheres (sopa) de óleo
Pimentão picado
½ copo de água

2 colheres (sopa) de farelo de trigo (ou mais, de acordo com a quantidade dos miúdos)

½ copo de fubá torrado

½ copo de farinha de mandioca

1 pires de verduras picadas e refogadas (folhas de quiabo, couve, caruru, chuchu, batata-doce, etc.)

2 tomates picados

1 cebola

1 pires de cheiro-verde

Sal

Modo de preparar:

Coloque na frigideira os miúdos com um pouco de óleo e o pimentão.

Acrescente água até amolecer e deixe secar.

Misture as verduras e, por fim, mais 3 colheres (sopa) de óleo e o cheiro-verde.

Farofa Enriquecida (super nutritiva)

Ingredientes:

½ xícara (chá) de óleo

3 dentes de alho

1 cebola grande picada

2 cenouras raladas

½ xícara (chá) de cheiro-verde picado

½ xícara (chá) de farinha de mandioca

½ xícara (chá) de trigo torrado

½ xícara (chá) de fubá torrado

1 xícara (chá) de soja cozida

1 colher (chá) de pó de casca de ovo

1 xícara (chá) de folhas de cenoura cortadas

1 xícara (chá) de folhas de beterraba cortadas

Sal e pimenta-do-reino a gosto

Modo de preparar:

Aqueça o óleo.

Frite o alho, a cebola e a soja.

Acrescente o restante dos ingredientes. Se achar que está muito seca, coloque mais óleo.

Farofa Mineira
Ingredientes:
2 colheres de margarina
2 dentes de alho amassados
Polpa de cenoura
1 cebola cortada
Sal a gosto
Pão velho
Modo de preparar:
Refogue tudo.
Misture a polpa de cenoura.
Rale o pão velho e misture tudo.

Farofa Multimistura
Ingredientes:
1 copo de óleo
1 pitada de pimenta-do-reino
1 copo de farelo de trigo
1 copo de fubá torrado ou pré-cozido
1 copo de farinha de mandioca
1 copo de cheiro-verde
1 pires de folhas picadas e refogadas (chuchu, abóbora, couve, batata-doce)
2 tomates picados
Sal e alho a gosto
Modo de preparar:
Refogue a cebola em um pouco de óleo.
Acrescente o tomate, a pimenta-do-reino, o farelo, a farinha, o fubá, as folhas refogadas, o restante do óleo, o sal, o alho e por fim, o cheiro-verde.
Sirva quente.

Feijão com Carne com Osso e Verdura

Ingredientes:

½ kg de feijão
½ kg de carne com osso
3 dentes de alho
Cenoura, cará, mandioca, batata-doce
1 colher (sopa) da mistura enriquecida de casca de ovo
Sal a gosto

Modo de preparar:

Cozinhe o feijão com a carne. Quando estiver quase cozido, adicione o restante dos ingredientes. Sirva com arroz branco.

Feijão tipo Tropeiro Enriquecido

Ingredientes:

4 xícaras (chá) de feijão cozido
2 gomos de linguiça desfiada
½ xícara (chá) de óleo
1 cebola cortada fina
3 dentes de alho
1 xícara (chá) de talo de couve, cortada bem fina
1 cenoura (ralada)
½ xícara (chá) de fubá torrado
1 xícara (chá) de farinha de mandioca
1 colher (sobremesa) de casca de ovo
Cheiro verde a gosto
Sal a gosto
Pimenta a gosto

Modo de preparar:

Refogue a cebola e o alho. Coloque os talos de couve e a cenoura. Pingue 2 colheres (sopa) de água e coloque o feijão. Vá mexendo e adicione os outros ingredientes.

Coloque o cheiro-verde e deixe por mais 2 minutos.

Feijão Tropeiro

Ingredientes:

3 xícaras (chá) de feijão cozido (mas não mole)
½ xícara (chá) de farelo de trigo torrado
½ xícara de fubá torrado
½ xícara (chá) de farinha de mandioca
1 xícara (chá) de multimistura de folhas refogadas
2 ovos mexidos e fritos
1 colher (chá) de pó de folhas
1 xícara (chá) de linguiça frita
Cheiro-verde picado

Modo de preparar:

Refogue a cebola, o tomate e o feijão. Acrescente todos os ingredientes. Sirva quente.

Flores

Várias flores podem ser usadas na alimentação. Experimente rosa, cravo, margarida, dália, em saladas de frutas ou de verduras, geleias, bolos, etc.

Furikake

Ingredientes:

Misturar:

- Pó de camarão
- Pó de folhas verde-escuras
- Gergelim torrado (moído ou não)
- Sementes torradas e moídas
- Farelo torrado
- Pimenta seca a gosto
- Sal a gosto

Essa multimistura pode ser usada sobre o arroz, a salada, sopa, etc. Se você tiver outros ingredientes, pode acrescentar ou modificar de acordo com o seu paladar.

Gemada

Ingredientes:

1 copo de leite
1 punhado de canela em pó
1 punhado de alfavaca
1 ovo de pata ou caipira
3 colheres (sopa) de açúcar

Modo de preparar:

Ferva o copo de leite com a canela e a alfavaca. Bata o ovo com o açúcar e escalde com o leite quente. Bata mais um pouco e tome bem quente.

Gersal

Ingredientes:

10 colheres de gergelim
1 colher (sopa) de sal

Modo de preparar:

Torre e moa o gergelim. Misture com o sal.

Pode-se acrescentar farelo torrado, pó de folhas, casca de ovo, pó de camarão, sementes e castanhas.

Granola Caseira

Ingredientes:

1 xícara (chá) de óleo de girassol
1 xícara (chá) de mel
2 xícaras (chá) de aveia
1 xícara (chá) de farelo de trigo
1 xícara (chá) de farelo de arroz peneirado
1 xícara (chá) de gérmem de trigo
1 xícara (chá) de farinha de soja
1 xícara (chá) de fubá torrado
1 xícara (chá) de semente de abóbora (torrada, descascada, moída e peneirada)
1 xícara (chá) de açúcar
1 xícara (chá) de coco ralado

Modo de preparar:

Misture bem os produtos secos e depois coloque o mel. Leve ao forno convencional por 35 minutos e mexa eventualmente para que a granola possa torrar uniformemente. Deixe esfriar e armazene em potes. Coma uma colher (sopa) duas vezes ao dia. É muito nutritiva e rica em vitaminas.

Kibe sem carne

Ingredientes:

1 kg de cará
½ kg de trigo de kibe
½ xícara (chá) de farelo de trigo
½ xícara (chá) de hortelã
1 ovo
1 cebola
1 colher (sopa) de óleo
1 colher (chá) de canela
Sal

Modo de preparar:

Deixe o trigo de molho por 2 horas. Esprema bem.

Misture os demais ingredientes e passe na máquina de moer. Coloque o ovo e mexa bem. Se ainda não der liga, acrescente mais 1 ovo. Faça os kibes e frite.

Leite de Soja

Ingredientes:

1 kg de soja em grão
4 litros de água
Polpas de frutas

Modo de preparar:

Coloque a soja de molho por uma noite. No dia seguinte, cozinhe em panela de pressão. Quando estiver cozida, retire a casca e bata no liquidificador aos poucos com a água. Passe em peneira fina. Coloque para ferver e deixe esfriar na geladeira.

Use com polpa de frutas, como maracujá, manga, morango, amora, banana, etc.

Macarrão com Verduras
Ingredientes:
1 pacote de macarrão parafuso
1 colher (sopa) de farelo torrado
2 cenouras em tiras
10 vagens cortadas em rodelas finas
3 folhas de couve bem finas (ou acelga ou brócolis)
½ chuchu bem picado
Cheiro-verde
Modo de preparar:
Coloque o macarrão em uma panela grande com água fria (1 palmo acima do macarrão). Quando levantar fervura, escorra e passe água fervente para não grudar. Refogue as verduras e misture como o macarrão. Acrescente o farelo torrado e o cheiro-verde. Sirva quente.

Maionese – Receita básica
Ingredientes:
2 ovos inteiros (ou ½ xícara (chá) de leite de soja ou de vaca)
1 colher (sopa) de vinagre ou limão
1 pitada de pó de folhas
Cheiro-verde
Pimenta-do-reino
Sal
Óleo
Modo de preparar:
Bata no liquidificador todos os ingredientes, menos o óleo. Depois de estarem batidos, acrescente o óleo até a mistura não rodar mais. Enriqueça com 1 colher (sobremesa) de farelo e 1 ½ xícara (chá) de pó de folhas.

Maionese de frango (ou de peixe)
Ingredientes:
Mamão verde descascado e picado em cubos (cozidos)
Mandioca cozida
½ kg de abóbora descascada e picada em cubos (cozida)

1 colher (sopa) de farelo torrado
1 xícara (chá) de frango desfiado ou sardinha
1 pitada de pó de folhas
1 pires de cheiro-verde picado
1 pires de talo de taioba
Palmito de mandioca

Modo de preparar:

Cozinhe a abóbora. Apague o fogo e escorra. Misture todos os ingredientes frios.

Matapa (prato originado da África)

Ingredientes:

1 kg de folhas de abóbora picada
1 copo de amendoim cru
1 copo de leite de coco
Camarão ou pó de camarão (opcional)
Cebola
Tomate

Modo de preparar:

Forre a panela com a cebola e o tomate picados. Acrescente as folhas de abóbora. Bata no liquidificador o amendoim com 1 litro de água e coe. Acrescente o leite de coco, o amendoim batido e o sal. Cozinhe em fogo baixo por 1 hora. Sirva com arroz ou farinha de mandioca.

Mingau com Amendoim

Ingredientes:

Quirela de arroz cozido
Leite a gosto
Água
1 colher (sopa) de farelo de arroz
1 colher (sopa) de farelo de trigo
1 pitada de sal
1 colher (sopa) de amendoim torrado e moído com a casca vermelha
Açúcar a gosto

Modo de preparar:
Misture todos os ingredientes. Cozinhe até engrossar.

Mingau de Amido de Milho com Banana e Leite
Ingredientes:
1 copo de leite
1 copo de água
3 colheres (sopa) de amido de milho
2 bananas
Açúcar a gosto
Modo de preparar:
Dissolva o amido de milho na água fria. Leve ao fogo com o leite e o açúcar. Cozinhe até dar o ponto. Corte as bananas em rodelas e deixe cozinhar por mais 2 minutos. Sirva morno.

Mingau de Banana Madura
Ingredientes:
3 bananas
2 colheres (sopa) de amido de milho
2 copos de leite
Açúcar a gosto
Modo de preparar:
Dissolva bem o amido de milho no leite. Leve ao fogo baixo.
Quando estiver levantando fervura, misture as bananas e o açúcar. Mexa até dar o ponto.
Se quiser, acrescente 1 colher (chá) de farinha da casca de ovo.

Mingau de Banana Verde
Ingredientes:
5 bananas verdes
½ litro de leite
Açúcar a gosto
1 colher (sopa) de farelo (trigo ou arroz)
1 pitada de sal
1 litro de água

Modo de preparar:

Descasque, raspe ou rale as bananas. Bata no liquidificador com um pouco de água. Coloque para ferver e, depois de bem fervidas, acrescente o leite, o açúcar e o sal. Bata novamente no liquidificador e leve para ferver. Após levantar fervura, acrescente o farelo.

Mingau de Canjiquinha

Ingredientes:

1 porção de canjiquinha já cozida
Leite ou água

Modo de preparar:

Coloque a porção de canjiquinha e acrescente leite ou água até ficar cremosa.

Para enriquecer, misture amendoim torrado, gergelim, sementes misturadas, coco ralado fresco, etc. Deixe levantar fervura e desligue.

Mingau de Fubá com Leite

Ingredientes:

3 colheres (sopa) de fubá
½ litro de leite
Açúcar à vontade
1 pitada de sal
1 colher (sopa) de farinha enriquecida

Modo de preparar:

Dissolva o fubá no leite e vá mexendo até cozinhar. Coloque o sal e o açúcar. Se quiser, polvilhe canela ralada por cima. Sirva morno. Ótimo para crianças e idosos.

Mingau de Fubá Doce

Ingredientes:

4 colheres (sopa) de fubá
2 copos de leite
½ copo de açúcar

Modo de preparar:

Misture todos os ingredientes frios. Leve ao fogo e vá mexendo até cozinhar.

Dê o ponto de mingau.

Mingau de Fubá enriquecido
Ingredientes:
1 copo de fubá torrado ou pré-cozido
1 copo de água
1 copo de leite
2 colheres (sopa) de farelo torrado
1 pitada de sal e canela
Açúcar a gosto
Modo de preparar:
Misture os ingredientes e leve ao fogo. Mexa até levantar fervura.

Mingau de Mandioca
Ingredientes:
200 gramas de mandioca
2 copos de leite
1 copo de açúcar
Modo de preparar:
Bata tudo no liquidificador. Leve ao fogo baixo até dar o ponto de mingau.

Mingau Nutritivo
Ingredientes:
1 copo de fubá
1 copo de amido de milho
1 copo de leite em pó
1 copo de farinha de mandioca
2 colheres (sopa) de farinha enriquecida de folhas e casca de ovo
Açúcar a gosto
Modo de preparar:
Misture os ingredientes em água fria. Leve ao fogo e vá mexendo até cozinhar e engrossar.

Molho de Tomate Alternativo
Ingredientes:
1 melancia

6 tomates
1 cabeça de alho
1 pitada de orégano
2 colheres (sopa) de vinagre
4 colheres (sopa) de óleo
Sal a gosto

Modo de preparar:

Corte a melancia e retire as sementes. Separe a polpa vermelha. Misture a polpa da melancia com os tomates cortados. Refogue o alho e coloque a polpa da melancia e os tomates. Quando começar a engrossar, adicione sal, vinagre e orégano. Fica ótimo em pizzas.

Mugica (de frango, linguiça ou peixe)

Ingredientes:

½ copo de óleo
1 colher (sopa) colorau
1 cebola média
1 pimentão
2 tomates picados
2 xícaras (chá) de frango desfiado ou linguiça ou peixe
½ copo de farinha de mandioca
½ copo de farelo de trigo
1 pires de cheiro verde
½ litro de água fervendo

Modo de preparar:

Refogue o óleo com colorau, cebola, pimentão, tomate e frango. Acrescente a água fervendo, o farelo e a farinha de mandioca umedecida para engrossar. Apague o fogo e coloque o cheiro-verde.

Omelete de Espinafre

Ingredientes:

2 punhados de espinafre cortado
2 ovos
1 colher (sopa) rasa de farinha de trigo
Sal e cheiro-verde a gosto

Modo de preparar:

Bata, todos os ingredientes em uma frigideira com 1 colher (sopa) de óleo até ficar no ponto.

Omelete de Folhas de Cenoura
Ingredientes:
2 ovos
2 punhados de folha de cenoura bem cortadas
Sal a gosto
Cheiro-verde
1 colher (sopa) de queijo ralado (não é obrigatório)
Modo de preparar:
Misture todos os ingredientes.
Frite em uma colher rasa de óleo, virando até sentir que está cozido.

Omelete de Folhas de Beterraba ou Cenoura
Ingredientes:
2 punhados de folha de cenoura ou beterraba
2 ovos
Sal e cheiro-verde a gosto
Óleo e alho
2 colheres (sopa) de farinha de trigo
1 colher (sopa) de fermento
Modo de preparar:
Bata tudo junto.
Frite às colheradas em óleo quente.
Você também pode fazer um refogado com as folhas de cenoura ou beterraba, refogar as folhas de cenoura ou beterraba, bater os ovos e misturar as folhas refogadas.
Coloque óleo na frigideira e espere esquentar para jogar a mistura.
Vire para dourar os dois lados.

Palmito de mandioca
Ingredientes:
Mandiocas
Modo de preparar:
Retire a película marrom que envolve a mandioca. Separe a casca branca. Lave e cozinhe com a mandioca. Pique bem miúdo e use como palmito.

Pão Caseiro

Ingredientes:

½ litro de leite morno

2 colheres (sopa) rasa de fermento de padaria

2 colheres (sopa) de margarina

4 ovos

1 colher (sopa) rasa de açúcar

1 kg de farinha de trigo

Preparação da massa

Misture os ingredientes e amasse numa tigela junto com um 1 kg de farinha de trigo.

Amasse bem até despregar da mão.

Deixe descansar com um pano tampando.

Recheio

2 punhados de espinafre

2 punhados de folha de cenoura

1 cebola pequena (batida)

200 gramas de queijo

3 tomates cortados

Sal e cheiro-verde a gosto

500 gramas de carne moída temperada e refogada

Preparação do Recheio

Misture todos os ingredientes.

Cozinhe por 3 minutos.

Pão de Sal

Ingredientes:

1 litro de leite morno

1 colher (sopa) de açúcar

3 colheres (sopa) rasas de fermento em pó

2 ovos inteiros e uma clara (reserve a gema para pincelar os pães)

2 colheres (sopa) de farinha de trigo

1 colher (sopa) rasa de sal

Modo de preparar:

Misture bem todos os ingredientes. Acrescente a farinha aos

poucos até dar o ponto de enrolar. Deixe descansar. A massa deve ficar macia. Deixe crescer e pincele com a gema do ovo. Coloque para assar em forno quente.

Pão Econômico
Ingredientes:
2 colheres (sopa) de fermento
½ litro de água morna
1 colher (sopa) de sal
1 colher (sopa) de açúcar
1 colher de mistura enriquecida de folhas e casca de ovo
1 kg de farinha de trigo comum
½ xícara (chá) de óleo
1 copo de farelo de trigo umedecido com água quente
1 kg de cará cozido
Modo de preparar:
Bata todos os ingredientes até ficarem bem misturados.
Descanse a massa por 25 minutos.
Faça os pãezinhos e coloque para assar.

Pão fácil e Econômico
Ingredientes:
Bata no liquidificador:
2½ (colheres sopa) de fermento
½ litro de água morna
1 colher (sopa) de sal
1 colher (sopa) de açúcar
Misturar com:
1 kg de farinha de trigo comum
2 xícaras (chá) de farelo de trigo umedecida com água quente
½ xícara (chá) de óleo
Modo de preparar:
Deixe descansar por 20 minutos. Divida em 3 assadeiras de pão de forma. Deixe descansar por 30 minutos e asse. Enriqueça com: orégano, gergelim, milho verde, banana, abóbora cozida, batata-

doce cozida ou mandioca. Use suco de verduras ao invés de água, sementes de linhaça tostadas, erva-doce, torresmo, linguiça, etc.

Pão Nutritivo – 1

Ingredientes:

1 kg de farinha de trigo branca
2 copos de farelo de trigo molhado com água fervente
½ copo de óleo
2 colheres (sopa) de açúcar (de preferência mascavo)
2 colheres (sopa) de fermento de pão
Água morna

Modo de preparar:

Em um copo de água morna, misture 1 colher (sopa) de açúcar, 1 colher (sopa) de farinha e o fermento. Deixe crescer um pouco. Misture os elementos secos em outra vasilha. Misture o fermento e vá completando essa massa com água morna até desgrudar das mãos e não ficar úmida. Amasse bem e deixe crescer por uns 30 minutos. Molde a forma que desejar e ponha para assar. Coloque no fogo alto por uns 10 minutos e depois diminua o fogo. O pão estará pronto quando a casca estiver dourada e fizer um som oco na casca de baixo.

Pão Nutritivo – 2

Ingredientes:

1 copo de pó de semente de abóbora
1 copo de pó de semente de girassol
1 copo de pó de casca de ovo
1 xícara (chá) de água morna
50 gramas de fermento em pó
1/3 de açúcar cristal
1 kg de farinha de trigo

Modo de preparar:

Em uma tigela grande, coloque a água morna, o açúcar e a farinha de trigo. Misture bem e deixe crescer um pouco. Em outra tigela, junte todos os ingredientes secos. Despeje o fermento e misture novamente até obter uma massa úmida, mas que não grude na mão. A massa precisa ser homogênea (se precisar, acrescente água morna). Sove bem a massa. Cubra e deixe crescer. Abra e enrole o pão no formato desejado. Asse por 35 minutos.

Pão Recheado com Sardinha ou Atum

Ingredientes:

1 colher (sopa) de fermento
1 colher (sopa) de açúcar
3 ovos
3 colheres (sopa) de margarina
1 copo de leite morno
Sal a gosto

Modo de preparar:

Coloque os ingredientes em uma vasilha. Acrescente aos poucos a farinha de trigo. Deixe descansar por 5 minutos. Alise com um rolo e corte em pedacinhos.

Recheie com atum ou sardinha com tomate. Faça os pãezinhos e deixe crescer. Coloque em forno bem quente.

Paçoca Salgada

Ingredientes:

1 copo de carne (assada) ou charque ou linguiça frita moída ou torresmo de soja
1 pires de cheiro-verde picado
1 cebola picada
1 copo de farinha de mandioca
1 copo de fubá torrado
½ copo de farelo torrado
1 colher (chá) de pó de folhas
1 colher (chá) de pó de casca de ovo
Sal
Pimenta-do-reino
½ copo de óleo
½ copo de rapadura ralada (opcional)

Modo de preparar:

Misture todos os ingredientes.

Paçoca de amendoim ou gergelim
Ingredientes:
Amendoim ou gergelim torrado. Demais ingredientes e modo de preparar, seguir a receita anterior.

Pastelão de Vegetais
Ingredientes:
1 xícara (chá) de farelo de trigo
1 xícara (chá) de farinha de trigo
8 colheres (sopa) de óleo
1 colher (sopa) de açúcar
7 colheres de sopa de água
Recheio
2 cebolas médias
1 pimentão
2 cenouras cozidas e picadas
4 xícaras de folhas de (chuchu, batata-doce, couve, cheiro verde (ou as que você tiver à mão), cortadas bem finas
Modo de preparar:
Misture o óleo e o açúcar e bata bem com um garfo.
Peneire a farinha sobre a mistura e mexa bem com um garfo.
Junte a água e faça uma massa que deverá descansar por uma hora, no mínimo (pode ser conservada por vários dias em geladeira).
Abra a massa com um rolo e divida-a em duas partes bem finas.
Polvilhe a massa com farelo de trigo.
Refogue o recheio e coloque em cima de uma das partes da massa.
Cubra o recheio com a outra parte.
Feche com as mãos as bordas da massa por cima do pastelão.
Faça alguns furos com o garfo.
Pincele com gema de ovo.
Asse em forno quente por 1 minuto.
Em seguida, baixe o fogo e asse por mais 35 minutos.

Patê de Berinjela – 1

Ingredientes:

3 beringelas
½ kg de tomate
½ kg de cebola
1 copo de vinagre
1 copo de óleo
Orégano
Sal

Modo de preparar:

Corte as berinjelas com casca em fatias finas no sentido do comprimento. Reservar.

Coloque em uma panela:

Uma camada de berinjela e uma camada de tomate e cebola, e assim por diante.

Regue com um copo de vinagre e um copo de óleo. Cozinhe até ficar bem mole. Pode incrementar com azeitonas pretas, alho, etc.

Patê de Berinjela – 2

Ingredientes:

Berinjelas

Modo de preparar:

Corte a berinjela com casca em cubos pequenos. Cozinhe no vapor. Tempere com maionese, alho, orégano e azeitonas pretas picadas.

Patê de Soja em Grão

Ingredientes:

1 xícara (chá) de soja em grão
3 xícaras de (chá) de água

Modo de preparar:

Deixe de molho a soja. Retire as cascas e cozinhe a soja como feijão. Sem temperar. Quando cozinhar, bata no liquidifidor com alho, manjericão, orégano, sal, salsinha. Coloque um fio de óleo para bater no liquidificador.

Pizza-Bolo
Ingredientes:
Massa:
2 copos de farinha de trigo
½ copo de farelo de trigo
2 copos de água
1 colher (chá) de pó de folha de macaxeira (mandioca)
1 cebola
1 colher (sopa) de óleo
1 colher (sopa) de fermento
1 colher (sopa) de sementes torradas de jerimum (abóbora)
Doure a cebola no óleo. Bata no liquidificador esses ingredientes, inclusive a cebola, e reserve.
Recheio:
1 copo de proteína de soja hidratada (carne de soja)
1 cebola pequena
½ pimentão
1 tomate maduro
1 colher (sopa) de óleo
Modo de preparar:
Refogue os temperos e coloque a proteína de soja. Deixe refogando por uns 10 minutos. Unte a forma e coloque a massa liquidificada e o recheio por cima. Leve ao forno.
Você pode usar o molho de tomate alternativo sobre a pizza (veja. pág. 147).

Polenta
Ingredientes:
5 colheres (sopa) de fubá
600 ml de água
1 colher (chá) de sal
Modo de preparar:
Dissolva tudo junto antes de levar ao fogo. Coloque para cozinhar em fogo baixo até endurecer. Tire da panela, coloque em um prato e deixe esfriar. Pode-se comer com quiabo, carne moída, etc.

Refogado de Ora-pro-nóbis (nativo)
Ingredientes:
Folhas de ora-pro-nóbis (algumas)
Temperos a gosto: sal, pimenta, cebola, alho, etc.
Modo de preparar:
Bata bem as folhas.
Faça um refogado com os temperos.
Cozinhe pouco.
Sirva acompanhado dos pratos do dia.
Pode-se também refogar com todos os temperos ou com carne mineira.
O nome ora-pro-nóbis vem do latim. O sabor é parecido com o do quiabo.

Sopa de Farinha de Mandioca
Ingredientes:
½ litro de água fervendo
½ copo de farinha de mandioca dissolvida em água fria
1 cebola picada
2 dentes de alho
Cheiro-verde
1 colher (sopa) de óleo
3 ovos
Modo de preparar:
Leve ao fogo o tempo necessário para o cozimento.
Sirva quente.

Sopa de Feijão com Broto de Chuchu e Abóbora
Ingredientes:
1 copo de feijão cozido
3 copos de água
1 ovo
Broto de chuchu e de abóbora a gosto
Óleo
Alho, sal e cheiro-verde a gosto
Modo de preparar:
Bata o feijão no liquidificador com água.
Refogue os brotos de chuchu e abóbora com óleo, sal e alho.

Acrescente o feijão batido e o ovo.
Misture e deixe ferver.
Acrescente o cheiro-verde.
Sirva quente.

Sopa de Fubá
Ingredientes:
1 litro de água fervendo
1 copo de fubá
2 colheres (sopa) de farelo
Cebola picada
Cheiro-verde
Folhas refogadas (a escolher: escarola, espinafre, folhas de cenoura ou beterraba, etc.
1 colher (sopa) de óleo
Modo de preparar:
Leve ao fogo até cozinhar.

Sopa de Fubá Torrado
Ingredientes:
3 colheres (sopa) de fubá torrado
2 litros de água
1 colher (sopa) de óleo
4 dentes de alho
Cheiro-verde
Folhas de beterraba, cenoura e couve-flor
Modo de preparar:
Coloque a água para ferver.
Desmanche o fubá em um copo de água fria para não empelotar.
Coloque na água quente com o sal e os alhos e cozinhe por 10 minutos.
Mexa e adicione as verduras cortadas.
Cozinhe por mais 20 minutos.
Sirva quente.

Sopa de Mandioca
Ingredientes:
1 kg de músculo cortadinho
1 kg de mandioca picadinha
Sal e cheiro-verde a gosto
Modo de preparar:
Cozinhe o músculo.
Coloque a mandioca e deixe cozinhar com o caldo.
Coloque cheiro-verde e sal a gosto.
Sirva quente com queijo ralado.

Sopa de Trigo com Ramas de Frango
Ingredientes:
3 xícaras (chá) de trigo torrado
1 xícara (chá) de folha de beterraba
1 xícara (chá) de folha de couve-flor
1 xícara (chá) de folha de cenoura
½ xícara de cheiro-verde
2 colheres (sopa) de óleo
2 dentes de alho
1 cebola batida
2 litros de água
3 colheres (sopa) de fubá torrado
1 colher (sopa) de mistura enriquecida
300 gramas de frango cozido desfiado
Modo de preparar:
Frite alho com cebola.
Coloque o trigo torrado e frite bem (não deixe queimar)
Coloque água, de preferência quente.
Coloque as folhas e o frango.
Coloque o fubá por último.
Mexa até engrossar.
Quando estiver pronto, acrescente a mistura enriquecida.
Se quiser, acrescente queijo ralado.
Sirva quente.

Taioba (nativo)
Ingredientes:
Folhas e talos de taioba
Modo de preparar:
Refogue com couve e batata.
As folhas e o talo da taioba são ricos em fibras.

Torresmo de Soja
Ingredientes:
½ xícara (chá) de óleo bem quente
2 xícaras (chá) de carne de soja seca
Modo de preparar:
Misture bem em fogo baixo até ficar crocante. Acrescente sal, melado de cana ou mel.

Torta Alternativa
Ingredientes:
½ xícara (chá) de farelo de trigo
1 xícara (chá) de farinha de trigo
2 ovos
1 xícara (chá) de água
¾ de xícara (chá) de óleo
1 colher (sopa) de fermento em pó
Sal a gosto
Recheio
2 cebolas médias
1 pimentão
2 cenouras raladas
4 xícaras (chá) de folhas de batata-doce, chuchu, couve, abóbora e cheiro-verde, cortadas bem finas
1 colher (sopa) de óleo
2 dentes de alho
Sal e pimenta a gosto
Modo de preparar:
Refogue o recheio.
Faça a massa misturando a água, a farinha de trigo, o farelo, o óleo, o ovo e o fermento.

Coloque em um tabuleiro somente a metade da massa.
Coloque o recheio, espalhando-o bem.
Cubra o restante da massa.
Leve ao forno brando para assar.

Torta de falso caranguejo
Ingredientes:
Massa:
1 xícara (chá) de água
1 xícara (café) de óleo
1 copo de farinha de trigo
½ copo de farelo de trigo
2 ovos inteiros
1 colher (sopa) rasa de fermento em pó
Sal
Bata no liquidificador e coloque em forma untada com óleo e polvilhada com farinha de trigo.
Recheio:
½ kg de bucho (dobradinha) cozido com folhas de goiaba.
Moa ou bata no liquidificador. Refogue com temperos e espalhe sobre a massa.
Asse e sirva quente.

Torta de Mandioca
Ingredientes:
1 prato de mandioca cozida ou amassada
1 prato de molho de carne moída (ou frango desfiado)
½ copo de farelo de trigo torrado
Temperos picados
Modo de preparar:
Amasse a mandioca com os temperos (salsa, cebola, pimentão e tomates refogados), o farelo de trigo e 2 colheres (sopa) de óleo.
Arrume essa massa numa forma ou pirex. Cubra com o molho de carne moída.
Não precisa ir ao forno. Se quiser, coloque por cima claras batidas em neve e leve para assar.

Tutu de Feijão

Ingredientes:

2 copos de feijão cozido
Farelo de trigo
Cheiro-verde

Modo de preparar:

Bata no liquidificador ou amasse o feijão cozido. Refogue com óleo, alho e sal.

Engrosse com farelo e acrescente cheiro verde.

SUCOS

Abacaxi com hortelã
Ingredientes:
Casca de um abacaxi
2 litros de água
2 copos de açúcar
Modo de preparar:
Lave bem a casca do abacaxi. Ferva 2 litros de água com os 2 copos de açúcar durante 20 minutos. Coe e sirva quente ou gelado.

Abóbora
Ingredientes:
1 copo de abóbora cozida
3 copos de leite ou água ou leite de coco
1 colher (sopa) farelo de arroz torrado
Canela e açúcar a gosto
Modo de preparar:
Bata todos os ingredientes no liquidificador. Tome gelado.

Beterraba
Ingredientes:
1 beterraba grande
1 litro de água
1 limão
Açúcar a gosto
Modo de preparar:
Lave e pique a beterraba. Se desejar, cozinhe a beterraba inteira e descasque depois.
Pique o limão com casca ou use o suco do limão. Bata todos os ingredientes no liquidificador. Coe, se quiser.

Beterraba com limão
Ingredientes:
10 folhas de beterraba

1 litro de água
3 limões sem casca
Açúcar a gosto
Modo de preparar:
Bata todos os ingredientes no liquidificador e coe. Sirva gelado.

Casca da lima
Ingredientes:
1 casca da laranja lima
1 litro de água
Açúcar a gosto
Modo de preparar:
Lave bem as laranjas e descasque-as. Bata no liquidificador as cascas das laranjas, a água e o açúcar. Sirva gelado.

Casca de abacaxi
Ingredientes:
Casca de um abacaxi
2 litros de água
2 copos de açúcar
Modo de preparar:
Lave bem a casca do abacaxi. Ferva a casca com água e o açúcar durante 20 minutos. Coe e sirva quente ou gelado.

Cenoura
Ingredientes:
2 a 3 cenouras médias
1 litro de água
1 limão
Açúcar a gosto
Modo de preparar:
Lave bem as cenouras e pique-as. Lave o limão e esprema. Bata todos os ingredientes no liquidificador e coe. Sirva gelado.

Cenoura, beterraba e limão
Ingredientes:
2 cenouras raspadas ou cortadas

1 beterraba grande, descascada e picada
1 limão
Açúcar a gosto
Modo de preparar:
Bata todos os ingredientes no liquidificador e coe. Sirva gelado.
Obs: Pode-se reservar as polpas quando coadas e usar no arroz para enriquecer.

Couve com limão
Ingredientes:
2 folhas de couve
3 limões
1 litro de água
Açúcar a gosto
Modo de preparar:
Lave bem e pique as folhas de couve. Pique os limões com ou sem casca. Bata todos os ingredientes no liquidificador e coe. Sirva gelado.
Obs: Pode-se substituir os limões por caju, abacaxi ou sua casca, laranja, etc.

Folhas de pitanga
1 punhado de folhas de pitanga
1 punhado de folhas de laranjeira
1 litro de água
Gelo
açúcar a gosto
Modo de preparar:
Bata todos os ingredientes e coe.

Limão:
O limão é muito usado hoje na medicina. É indicado para: circulação, coração, alergias, estômago e até gastrite.
O tratamento abaixo pode ser feito a cada 6 (seis) meses:
Ingredientes:
Limão

Água
Modo de preparar:
Comece com um limão em água uma vez ao dia e vá aumentando até chegar a dez limões ao dia. A partir daí, vá diminuindo a cada dia um limão; até voltar a um limão ao dia.
Esse tratamento dura vinte dias.
Suspenda após vinte dias o tratamento e só recomece em seis meses.

Limão com leite
2 limões
1 xícara (chá) de leite
1 litro de água
Açúcar a gosto
Modo de preparar:
Descasque os limões. Bata no liquidificador e coe. Acrescente a água, o açúcar, o leite e o suco dos limões e bata novamente. Sirva gelado.

Limão com hortelã
Ingredientes:
1 limão com casca
3 limões descascados e sem sementes
1 litro de água
1 punhado de hortelã
Açúcar a gosto
Modo de preparar:
Bata os limões e coe. Acrescente a hortelã e bata novamente. Rico em vitamina C. Sirva gelado.

Talo de agrião, couve, limão e hortelã
Ingredientes:
Talos da couve e do agrião
2 limões
8 folhas de hortelã
1 litro de água
Açúcar a gosto

Modo de preparar:

Corte os talos da couve e do agrião. Bata no liquidificador e coe. Misture o suco dos limões com a hortelã e bata novamente. Sirva gelado.

Tomate com limão

4 tomates maduros e grandes
Suco de ½ limão
1 litro de água
Açúcar a gosto

Modo de preparar:

Bata todos os ingredientes no liquidificador. Se quiser, coe e sirva com gelo.

Aprendendo Segredinhos da Vovó

Açafrão:

Descasque, corte em fatias finas e seque. Pile ou liquidifique. Use para refogar arroz, verduras, carnes, etc.

Banana seca

Descasque a banana nanica madura (casca verde). Arrume em assadeiras. Leve ao sol durante o dia. À noite, recolha e vire. Não pode serenar. Leve ao sol novamente até secar bem.

Pode-se guardar de até um ano para o outro.

Brotos de bambu

- Colha brotos de no máximo três palmos de comprimento.
- Use um plástico em cada mão para descascar (os pelinhos podem dar coceira), deixando apenas as partes moles, como o palmito.
- Corte em fatias e afervente com uma pitada de bicarbonato ou fermento em pó até amolecer.
- Se ainda amargar, coloque em água e troque.
- Pode-se usar refogado ou cozido.
- Se tiver muitos brotos, corte em fatias e coloque bastante sal grosso (broto cru) e prense (coloque bastante peso).

• Irá soltar muita água.
• Não utilize vasilhas de metal.
• Para usar, retire o sal, como se faz com a carne seca.

Carnes ou verduras à milanesa

Troque o ovo por um mingau de farinha de trigo, farelo de trigo e água.

É mais nutritivo e não contém colesterol.

Substitua a farinha de rosca por farelo de trigo.

Chá de cáscara-sagrada

Para se ter uma boa saúde, é necessário fazer uma desintoxicação alimentar.

Tome o chá de cáscara sagrada:

• 1 copo à noite, para fazer uma lavagem intestinal.
• No dia seguinte, tome bastante água de coco, suco de frutas, suco verde (couve, agrião, espinafre, brócolis, salsinha) ou suco de limão sem açúcar.

O ideal é fazer isto uma vez por mês.

Colorau ou urucum

Cubra as sementes secas com álcool e aguarde alguns minutos. Esfregue até soltar toda a tinta dos caroços ou esquente as sementes com óleo em uma panela.

Misture com farelo peneirado e torrado e fubá. Coloque para secar.

Cristais de gengibre

Descasque o gengibre e pique em quadrados de 0,5 cm. Tempere com limão, canela, cravo em pó e sal. Descanse uma hora e seque em peneira. Guarde em vidros bem fechados. Ótimo para rouquidão, faringite e tosse.

Farinha de banana verde

Seque ao sol as bananas verdes e descascadas, cortadas em rodelas finas.

Não podem serenar. Depois de bem secas, pile ou bata no liquidificador.

Peneire e guarde em latas bem fechadas. Use para engrossar, mingau, sopa, bolo, etc.

Folhas de mandioca, uva, chuchu, etc.
Seque em uma bacia. Depois de bem secas, amasse e pile ou bata no liquidificador. Coloque em pitadas nas refeições prontas.

Frutas da estação
A manga, a goiaba, o cupuaçu, etc., podem ser guardados como doces ou transformados em purês congelados.

Gengibre
Descasque e corte em fatias bem finas. Seque e pile ou bata no liquidificador. Guarde em vasilhame bem fechado.

Jenipapo seco
Descasque o jenipapo maduro. Corte-o em tiras finas com as sementes. Arrume em assadeira e leve ao sol. Não pode serenar. Seque bem e guarde em vasilhames que não sejam de metal. Use seco.

Leite de soja
Nutritivo e fácil de preparar.

- Lave bem 1 kg de soja em água corrente.
- Coloque de molho,durante 12 horas.
- Escorra a água e coloque três litros de água para ferver em uma panela. Quando levantar fervura, despeje a soja por dez minutos e apague o fogo.
- Escorra a água em uma peneira e esfregue a soja, até soltar toda a pele.
- Despeje em um recipiente nove litros de água.
- Reservar um pouco dessa mesma água e coloque um pouco de soja.
- Bata até virar leite.
- Despeje dentro do recipiente e recomece a ação até liquefazer, toda a soja.

• No fim desse processo, irá obter uma mistura de soja e água.

• Coe em um pano bem limpo esse líquido.

• Depois desses nove litros coados, despeje em uma panela e leve ao fogo.

• Espere levantar fervura

• Estará pronto o leite. Espere esfriar e guarde em geladeira.

• O bagaço que sobrar no pano poderá deixar secar e transformá-lo em farinha ou preparar uma farofa deliciosa com banana.

Mamão verde

Descasque o mamão verde e corte em tiras de 0,5 cm de espessura.

Coloque para secar e guarde.

Para usar, deixe de molho em água ou refogue.

Massa para tortilha ou bolo

Coloque 1 kg de milho em uma panela e afervente com 1 colher (sobremesa) de sal até soltar a pele quando esfregar. Deixe de molho a noite toda. Pela manhã, moa e amasse o milho com sal e óleo. Asse em frigideira. Também se pode usar para fazer cuscuz ou bolo.

Piabinhas, camarões minúsculos ou escamas de peixe

Salgue e seque ao sol. Pile para fazer o pó e acrescente a sopas e refogados.

Irá aumentar o valor nutritivo e melhorar o sabor. Riquíssimo em minerais.

Pó de pimentão (páprica)

Corte o pimentão em tiras e seque ao sol. Pile ou bata no liquidificador. Use como tempero e para enriquecer o sal.

Pó de Pimenta

Corte a pimenta (com as sementes) em fatias finas e seque ao sol. Use como tempero ou misturada com sal. Pode-se pilar ou bater no liquidificador.

Rabanete
Corte em rodelas finas ou tirinhas e seque. Guarde em sacos plásticos. Na entressafra, deixe de molho em água até hidratar bem. Esprema e refogue.

Sal enriquecido
Misture o sal com pó de folhas secas e pó de sementes. Guarde esta pasta em vasilhame plástico.

Taioba
Use as folhas frescas. Retire a cutícula dos talos e ponha para secar em molhos amarrados com barbante. Guarde em lugar arejado. Na entressafra, coloque em água por 30 minutos. Corte e refogue. Pode-se usar em sopas, farofas, etc.

Tomate
Muita sobra:
- lave e enxugue os tomates.
- Coloque em uma panela grande e leve ao fogo sem água.
- Mexa de vez em quando até amolecer.
- Retire o excesso de líquido, se tiver pressa em apurar.
- Passe em peneira para retirar cascas e sementes.
- Volte ao fogo até apurar.
- Tempere a gosto.
- Congele em vasilhas retangulares.
- Guarde no freezer ou no congelador.

Pouca sobra:
- Corte em cubos e refogue com pimentão, cebola, sal e orégano.
- Colocar em vidros esterilizados.
- Faça a massa de tomate, que pode ser conservada em vidros esterilizados ou na geladeira, com óleo por cima.
- Faça sucos, adicionando-o a outras frutas e legumes.
- Corte ao meio e polvilhe com sal.
- Arrume em três assadeiras e coloque no forno em temperatura mínima por 6 horas ou até murchar.

• Polvilhe com orégano
• Guarde bem arrumado e cubra.

Tronco de mamão (doce ou salgado)
Quando o pé de mamão estiver velho ou for derrubado.
Descasque o tronco e as raízes grossas. Separe a parte branca e lave bem. Rale.
Pode-se refogar ou então fazer doce.
Seque à sombra, em lugar ventilado, até ficar crocante. **Faça o pó e guarde.**

Algumas dicas de carnes e peixes:
Carnes:
Nosso organismo não necessita de muita carne.
Um frango assado, cozido ou em pedaços irá alimentar apenas três ou quatro pessoas.
Mas se esse frango for desfiado, irá alimentar de seis a oito pessoas, principalmente se for acompanhado de farofa, macarronada, risoto, etc.
Carne assada e desfiada rende mais.
Carne moída, passada na máquina duas vezes, rende mais.
1 quilo de carne moída faz no mínimo dois pratos para 6 seis ou mais pessoas (macarronada, panqueca, risoto, etc.)
As carnes (bife, carne-de-sol, etc) quando fritas em sua própria gordura ou em manteiga, permanecem macias, por mais tempo. Quando são fritas em óleo, endurecem mais depressa.

Carne-seca:
Por ser desidratada, rende mais. Deve ser usada em pequenas quantidades para dar sabor e enriquecer feijão, picadinho, abóbora, legumes e verduras, etc.

Carne de soja:
Ao ser hidratada, dobra de volume, chegando até a triplicar.
Tem ótimo valor nutritivo, e o melhor, a custo baixo.

Pode-se usar pura ou misturar com legumes, verduras, etc.

Torresmo de soja:
Esquente bem óleo e (ou gordura) e acrescente carne de soja seca e com sal.
Frite até tomar a consistência de torresmo (coma puro como tira-gosto, no arroz, na farofa, etc.).

Sucrilhos de soja:
Frite a carne de soja com manteiga e acrescente açúcar suficiente para caramelar.
Use mel ou melado de cana.

Peixes:
Arroz com peixe:
Frite uma posta de peixe para cada pessoa. Faça um refogado com cebola, tomate, pimentão e uma colher (sopa) de farelo. Reserve. Cozinhe o arroz enriquecido com o farelo. Quando a água, estiver quase seca, cubra com o refogado e acrescente as postas de peixe fritas. Tampe. Sirva com cheiro-verde.

Camarão ausente:
Cozinhe mugunzá (canjica) e refogue com todos os temperos. Acrescente farelo torrado, leite de coco, azeite-de-dendê, temperos e pó de folhas.

Falso Peixe:
Lave folhas de assa-peixe e enxugue. Passe no ovo e no farelo. Frite.

Pó de escamas:
Afervente as escamas do peixe por 15 minutos. Lave e seque bem. Pile ou bata no liquidificador. Use para o preparo de recheio de tortas, bolinhos, etc., quando quiser dar o sabor de peixe.

Pó de camarão:
Salgue o camarão miúdo. Bata no liquidificador ou pile. Peneire e guarde em vidros.

Use como tempero de refogados, sopas, etc.

Sardinha em conserva:
Tempere a sardinha com sal e pimenta-do-reino.
Arrume em fileiras na panela de pressão. Acrescente 2 copos de água, 1 copo de vinagre, 1 copo de óleo. Leve ao fogo baixo por 2 horas e meia.
Destampe, apenas quando acabar a pressão.

Sururu de soja
Deixe a carne de soja de molho. Refogue com todos os temperos. Acrescente pó de camarão e uma colher (sopa) de farelo. Ao desligar o fogo, coloque leite de coco e azeite-de-dendê.

Dicas úteis:
A quirera ou xerém ou quebradinho ou canjiquinha (quer seja de arroz, milho ou trigo) tem o mesmo valor nutritivo do grão inteiro. Com duas vantagens: rende mais e é mais barato.
Ex: uma xícara (chá) de arroz inteiro rende duas vezes, depois de cozido.
Uma xícara (chá) de quirera ou xerém rende quatro a cinco vezes, depois de cozida.
Assim, se você fizer o arroz-doce, sopa, bolinho ou bolo frito ou assado com a quirera ou xerém, essas preparações terão o mesmo valor nutritivo do grão inteiro, porém a um custo bem mais baixo.
Se acrescentar 2 quilos de quirera ou xerém a 5 quilos de arroz inteiro, o arroz irá render muito mais.
E para essa mistura não grudar, diminua a quantidade de água e acrescente suco de limão.
Para cozinhar mais rápido, lave e deixe de molho por algumas horas.

Para gastar menos gás
Feijão:
Lave e deixe de molho pela manhã. À noite, leve ao fogo, em panela de pressão, e deixe chiar por dez minutos. Embrulhe em bas-

tante jornal ou forre uma caixa com uma camada grossa de jornal e cubra com uma toalha. Abra a panela pela manhã. Caso ainda não esteja cozido, repita a operação, pois até a hora do almoço, o feijão estará cozido e quente.

Pode-se usar isopor no lugar da caixa.

Ou

Lave e deixe o feijão de molho pela manhã. À noite, leve ao fogo até levantar fervura.

Coloque em garrafa térmica grande e tampe. Pela manhã, o feijão estará pronto.

Arroz:

Lave e use o mesmo procedimento do feijão.

Macarrão:

Para cozinhar mais rápido, coloque em bastante água fria. Depois que o macarão afundar, coloque cinco dedos acima de água.

Assim que levantar fervura, estará cozido.

Frituras:

Para que fiquem bem sequinhas, coloque no óleo 1 colher (chá) de sal.

O que você precisa saber!

• O microondas pode deixar resíduos nos alimentos?

O microondas possibilita uma agitação das moléculas de água. Essa agitação gera atrito e calor. Desligando o microondas, as moléculas de água param, não ficando resíduo.

• Latas de refrigerante e cerveja podem causar a leptospirose?

Teoricamente sim. A urina do rato tem de estar fresca, para o lepstospira sobreviver. No contato com a boca, tem que existir um corte na gengiva. Além disso, está na dependência da resistência da pessoa.

• Como preparar um churrasco sem riscos?

Descongele a carne na geladeira. Retire as carnes aos poucos da refrigeração. Utilize placas de corte de plástico, uma para carnes cruas e outra para carnes assadas. Asse totalmente frangos, suínos e derivados.

• Por que não devemos colocar os ovos na porta da geladeira?

Os ovos são perecíveis. O local da geladeira que mais sofre variações de temperatura é a porta (devido ao abrir e fechar). Os ovos não podem sofrer trepidação, e na porta ocorre. Não coloque alimentos perecíveis na porta. O problema é a salmonella.

• Por que não devemos dar mel para crianças menores de 1 ano?

Menores de 1 ano não possuem uma flora bacteriana intestinal protetora contra patogenias (ex. Cl. Botulinum). O mel pode conter esta bactéria. Cinco por cento do botulismo infantil é ocasionado pelo mel. Os maiores de 1 ano, já possuem esta flora, e não há riscos.

• Como higienizar as caixas de água?

Jate água nas paredes, no teto e no piso, esgotando a água via balde (nunca pelo encanamento). Pulverize solução de cloro (200 mg/ l). Instale um forro plástico na tampa da caixa e lacre. Repita a cada seis meses.

• Qual a técnica correta para lavar as mãos?

Utilize água morna e sabonete (de preferência inodoro e líquido, com ação antiséptica). Enxugue as mãos em toalhas de papel. Utilize lixo com abertura de pedal.

• O que fazer para evitar o botulismo no palmito?

O palmito pode conter esporos de *Clostridium botulinum*. Quando em condições boas, como em latas, podem produzir toxinas (veneno), ocasionando o botulismo. Esse veneno não resiste a temperaturas altas. Quando o palmito é fervido, elimina-se o perigo.

• **Como higienizar hortaliças?**
Separe as folhas ruins. Lave, folha a folha, em água corrente. Imerja em solução de cloro (100 ml de água sanitária + 10 litros de água) durante 10 minutos.

• **Quais são os grupos de risco potenciais para pegar doenças veiculadas por alimentos?**
Crianças menores de 5 anos, idosos maiores de 60 anos, mulheres grávidas e imunodeprimidos (pessoas com câncer, aids, transplantados, no pós-operatório, etc.), não devem, comer alimentos crus ou semicrus. Para as outras pessoas, o risco existe, mas é baixo.

• **Por que não devemos tampar alimentos na geladeira?**
A geladeira é uma fábrica de vento gelado. Você precisa dar condição para que este vento entre em contato com o alimento e roube o calor dele. Após 1 a 2 horas, esse vento já entrou em ação e você poderá fechar ou tampar os alimentos.

• **Podemos recongelar os alimentos?**
Sendo o descongelamento efetuado sob refrigeração, poderá recongelar. No entanto, quando descongelar novamente, deverá ser feito também sob refrigeração e consumido imediatamente.

• **As esponjas representam fonte de contaminação na cozinha?**
A esponja realmente é um foco de contaminação. Após utilizá-la, lave com água e sabão, esprema bem e deixe em lugar seco e nunca sobre o sabão. Troque sempre que começar a sair fragmentos.

Arroz-doce
Ingredientes:
1 kg de arroz
1½ copo de leite
2 copos de açúcar
Cravo e canela
Modo de preparar:
Depois que o arroz estiver cozido, misture o leite, o açúcar, o cravo e a canela.
Deixe cozinhar até dar o ponto. Depois, retire da panela e coloque canela em pó e sirva.

Bolinho de Chuva
Ingredientes:
8 colheres (sopa) de farinha de trigo
1 ovo
1 colher (sopa) de bicarbonato
Açúcar a gosto
Modo de preparar:
Misture todos os ingredientes. Pegue uma colher da mistura e coloque em gordura bem quente para fritar. Vá virando até que fique corado.

Bolo de Abóbora
3 xicaras (chá) de abóbora picada e batida no liquidificador
4 ovos
2 xícaras (chá) de açúcar
1 copo de leite
4 colheres (sopa) de farelo de trigo
1 xícara (chá) de óleo
1 colher (chá) de erva-doce
3½ xícaras (chá) de fubá
1 colher (sopa) de fermento em pó.

Modo de preparar:

Bata todos os ingredientes no liquidificador. Unte a forma e asse em forno bem quente.

Bolo de Beterraba

Ingredientes:

1 beterraba grande, descascada e picada em pedaços pequenos
4 ovos
1 xícara (chá) de óleo
1 pitada de sal
2 xícaras (chá) de farinha de trigo
1 colher (sopa) de fermento em pó

Modo de preparar:

Bata no liquidificador a beterraba, os ovos e o sal. Despeje em uma vasilha e acrescente a farinha de trigo, o açúcar e o fermento, misturando bem. Coloque a massa em um tabuleiro untado e polvilhado. Asse durante 30 a 40 minutos em forno bem quente.

Bolo de Cenoura

Ingredientes:

2 cenouras grandes, cortadas em pedaços pequenos
4 ovos
1 xícara (chá) de óleo
1 pitada de sal
2 xícaras (chá) de farinha de trigo
2 xícaras (chá) de açúcar
1 colher (sopa) de fermento em pó

Modo de preparar:

Bata no liquidificador as cenouras, os ovos, o óleo e o sal. Despeje em uma vasilha e acrescente a farinha de trigo, o açúcar e o fermento em pó. Misture bem e coloque a massa em um forma untada e polvilhada. Asse durante 30 a 40 minutos, em forno quente.

Bolo de Farelo de trigo

Ingredientes:

2 xícaras (chá) de farelo de trigo

3 xícaras (chá) de água ou leite
1½ xícara (chá) de açúcar
4 ovos
1 colher (sopa) de fermento em pó
6 colheres (sopa) de farinha de trigo
6 colheres (sopa) de óleo
1 pitada de sal

Modo de preparar:

Bata no liquidificador os ovos, o leite ou a água e o sal e depois junte o farelo de trigo, a farinha de trigo, o açúcar e o fermento em pó. Bata todos os ingredientes e coloque em uma forma untada e polvilhada para assar.

Bolo de Fubá

Ingredientes:

½ kg de fubá
200 gramas de rapadura ralada
1 colher (sobremesa) de bicarbonato
2 ovos
1 colher (sopa) de óleo

Modo de preparar:

Bata todos os ingredientes e coloque para assar em forno quente.

Bolo de Fubá com Milho

Ingredientes:

4 colheres (sopa) de fubá
2 espigas de milho verde
2 colheres (sopa) de óleo
1 copo de leite
2 ovos

Modo de preparar:

Bata todos os ingredientes juntos. Coloque em uma forma untada e asse em forno bem quente. Para saber se está assado, verifique com um garfo. Se sair limpo, está assado.

Bolo de Fubá Cremoso

Ingredientes:

2½ xícaras (chá) de fubá
1½ xícara (chá) de açúcar
3½ xícara (chá) de água ou leite
3 ovos
3 colheres (sopa) de manteiga ou 6 colheres (sopa) de óleo
1 colher (sopa) de farelo
3 colheres (sopa) de farinha de trigo
1 pitada de sal

Modo de preparar:

Bata no liquidificador primeiro os ingredientes líquidos e depois as farinhas. Coloque em forma untada e polvilhada. Asse em forno bem quente.

Bolo de Milho Verde

6 espigas de milho (batidas no liquidificador)
2 copos de água
1 xícara (chá) de fubá
½ xícara (chá) de farelo
1 colher (sopa) de fermento em pó
3 colheres (sopa) de óleo
1 punhado de erva-doce

Modo de preparar:

Bata todos os ingredientes no liquidificador. Coloque em forma untada. Asse em forno bem quente.

Bolo de Sementes e Banana

Ingredientes:

½ xícara de sementes torradas (gergelim, abóbora, melancia, girassol, amendoim, caju)
2 xícaras (chá) de fubá
½ xícara (chá) de farelo
1 xícara (chá) de açúcar
2 colheres (sopa) de margarina

1 colher (sopa) de fermento em pó
2 ovos
6 bananas amassadas
Modo de preparar:
Bata os ovos, o açúcar e a margarina. Acrescente os demais ingredientes. Coloque em forma untada e polvilhada. Asse em forno bem quente. Polvilhe com açúcar e canela em pó.

Bolo Nutritivo com Mel
Ingredientes:
1 xícara (chá) de farinha de trigo comum
1 xícara (chá) de farelo
1 xícara (chá) de fubá
1 xicara (chá) de água ou leite
2 xícaras (chá) de açúcar
3 colheres (sopa) de fermento
2 ovos
Modo de preparar:
Misture bem todos os ingredientes. Coloque em forma untada e polvilhada. Misture ½ copo de mel com canela e passe sobre o bolo ainda quente.

Bolo Peteleco Enriquecido
Ingredientes:
2 xícaras (chá) de farinha de trigo
1 xícara (chá) de farelo de trigo
2 xícaras (chá) de açúcar
1 xícara (chá) de chocolate
1 xícara (chá) de óleo
2 ovos
1 colher (chá) de fermento em pó
1 colher (chá) de bicarbonato
½ colher (chá) de sal
Modo de preparar:
Misture bem todos os ingredientes. Acrescente duas xícaras (chá) de água fervendo.

Mexa bem e coloque para assar em forno bem quente.

Bolo Preguiça
Ingredientes:
5 colheres (sopa) de açúcar
2 ovos
7 colheres (sopa) de farinha de trigo
1 pitada de sal
1 colher (sopa) de fermento em pó
1 colher (chá) de canela
Recheio:
Banana, mamão, manga ou abacaxi.
Modo de preparar:
Misture todos os ingredientes e peneire por três vezes. Unte uma forma e coloque uma camada da mistura e outra camada de uma das frutas em fatias (se utilizar abacaxi, ferva antes) alterne as camadas de frutas até terminar. Coloque em forma untada e polvilhada. Asse em forno bem quente.

Bom-bocado de Aipim (macaxeira ou mandioca)
Ingredientes:
1 xícara (chá) de aipim ralado
1 xícara (chá) de coco ralado ou queijo
2 xícaras (chá) de açúcar
2 ovos
1 colher (sopa) de óleo
1 colher (sopa) de farelo de trigo
1 pitada de pó de folha de aipim
Modo de preparar:
Misture bem todos os ingredientes. Coloque em forminhas untadas com farinha de trigo. Leve ao forno.

Bom-bocado de Fubá
Ingredientes:
1½ xícara (chá) de fubá

2 colheres (sopa) de farelo de trigo
2 colheres (sopa) de farinha de trigo
1 colher (sopa) de fermento
2 ovos
2 xícaras (chá) de leite
½ xícara (chá) de queijo ralado
Modo de preparar:
Bata todos os ingredientes no liquidificador. Coloque em uma forma untada e polvilhada. Asse em forno bem quente.

Canjica
Ingredientes:
1 kg de milho de canjica
1 litro de leite
2 copos de açúcar
1 punhado de cravo-da-índia
300 gramas de amendoim torrado e moído
Modo de preparar:
Deixe o milho de molho por 24 horas. Junte todos os ingredientes e cozinhe em panela de pressão por 30 minutos.

Doce de Abacaxi
Ingredientes:
1 abacaxi (cortado em rodelas com o miolo)
2 copos de água
1 copo de açúcar
Cravo e canela
Modo de preparar:
Faça uma calda com a água, o açúcar, o cravo e a canela. Depois, acrescente as fatias de abacaxi e deixe cozinhar por 30 minutos. Quando esfriar, coloque em vasilhas de vidro e guarde na geladeira.

Doce de Abóbora
Ingredientes:
1 kg de abóbora descascada e cortada

400 gramas de açúcar
100 gramas de coco ralado ou amendoim moído
Cravo e canela

Modo de preparar:

Leve ao fogo a abóbora com o açúcar, o cravo e a canela. Mexa até virar uma massa no ponto. Misture o coco ou o amendoim moído. Deixar no fogo por mais 2 minutos. Coloque em uma vasilha, espere esfriar, e coloque na geladeira.

Doce de Batata-doce

Ingredientes:

1 kg de batata doce
2 copos de leite
1 kg de açúcar

Modo de preparar:

Cozinhe a batata-doce com a casca. Quando estiver cozida, descasque e amasse bem.

Coloque em uma panela com o leite e o açúcar. Mexa até dar o ponto de cortar.

Coloque em uma vasilha e guarde na geladeira.

Doce de Casca de Melancia

Ingredientes:

2 xícaras (chá) de casca verde (parte branca da melancia) cortada em pedaços
2 xícaras (chá) de açúcar
1 litro de água
Cravo e canela

Modo de preparar:

Ferva todos os ingredientes juntos até dar o ponto. Deixe em repouso por dois dias e sirva.

Doce de Coco

Ingredientes:

1 coco médio (cortado em cubinhos)

½ copo de farelo de trigo
1 copo de açúcar

Modo de preparar:

Derreta o açúcar e junte os ingredientes. Mexa até dar o ponto.

Doce de Mamão Verde

Ingredientes:

1 kg de mamão verde
1 litro de água
100 gramas de açúcar
1 punhado de canela em casca e cravo

Modo de preparar:

Descasque o mamão e corte em pedaços. Coloque para cozinhar em um litro de água. Adicione o açúcar, a canela em casca e o cravo. Cozinhe até dar o ponto de calda. Depois, coloque em um vidro e mantenha na geladeira.

Doce de Mamão com Rapadura

Ingredientes:

1 kg de mamão verde
½ kg de rapadura raspada

Modo de preparar:

Leve ao fogo. Mexa até o mamão cozinhar.

Doce de Manga Verde

Ingredientes:

10 mangas verdes
2 xícaras (chá) de açúcar
1 copo de suco de limão

Modo de preparar:

Cozinhe as mangas com as cascas até começar a amarelar durante uns 40 minutos.

Deixe esfriar, tire as cascas e passe em uma peneira fina para retirar a polpa.

Misture o açúcar e leve ao fogo com o suco de limão. Mexa até dar o ponto de cortar.

Coloque em uma vasilha, deixe esfriar e sirva.

Doce de Pé-de-Moleque
Ingredientes:
1 kg de amendoim
1 rapadura
1 colher (sopa) de margarina
Modo de preparar:
Torre os amendoins. Depois raspe a rapadura e leve ao fogo até dar o ponto. Coloque o amendoim e mexa em uma vasilha com a margarina. Deixe esfriar.

Doce Multimistura
Ingredientes:
3 bananas com casca
3 bananas cortadas em cubos
1 mamão maduro picado
2 abacaxis picados
½ copo de farelo de trigo
Açúcar a gosto
Modo de preparar:
Bata no liquidificador as bananas com cascas com um pouco de água.
Acrescente os demais ingredientes. Quando o doce estiver quase pronto, misture o farelo de trigo. Cozinhe até o ponto de geleia.

Geleia das Cascas das Frutas
Ingredientes:
Casca de banana
Casca de maçã
1 xícara (chá) de água
Açúcar a gosto
Modo de preparar:
Bata no liquidificador as cascas de banana com a água. Leve ao fogo com cravo, canela e açúcar e as cascas de maçã. Mexa até dar o ponto de geleia.

Geleia de Casca de Banana
Ingredientes:
6 cascas de banana
1 copo de água
1 copo de açúcar
Cravo e canela
Modo de preparar:
Corte e cozinhe as cascas. Acrescente o cravo e a canela. Mexa até dar o ponto de geleia.

Paçoca Doce
Ingredientes:
1 punhado de sementes torradas (abóbora ou melancia)
½ medida de farinha de mandioca
½ medida de farelo (arroz, trigo torrado)
½ colher (sopa) de leite em pó (opcional)
1 pitada de sal
1 pitada de pó de casca de ovo
1 colher (sopa) de pó de folhas
Açúcar a gosto
Modo de preparar:
Misturar todos os ingredientes. Guardar em recipiente fechado.

Pamonha Assada
Ingredientes:
10 espigas de milho raladas
6 colheres (sopa) de fubá
1 copo de óleo
Queijo cortado (à vontade)
1 colher (chá) de sal
2 copos de açúcar
1 colher (sopa) de fermento em pó
4 ovos
Modo de preparar:
Misture todos os ingredientes e leve ao forno bem quente para assar.

Pudim de Abóbora
Ingredientes:
1½ kg de abóbora (sem semente)
2 ovos
2 colheres (sopa) de óleo
2 colheres (sopa) de sementes de abóbora tostadas
Modo de preparar:
Cozinhe a abóbora até ficar macia. Deixe escorrer e esfriar. Misture todos os ingredientes e coloque em uma assadeira para assar.

Pudim de Mandioca
Ingredientes:
½ kg de mandioca cozida e amassada
2 colheres (sopa) de farinha de trigo
½ litro de leite
1 colher (sobremesa) de fermento em pó
1 colher (sopa) de óleo
2 xícaras (chá) de açúcar
1 pitada de sal
1 colher (sopa) rasa de erva-doce
2 ovos batidos
Modo de preparar:
Misture todos os ingredientes. Coloque em uma forma de pudim caramelizada com açúcar.
Leve ao forno para assar.

Pudim de milho
Ingredientes:
1 copo de açúcar
6 espigas de milho raladas
½ litro de leite
Modo de preparar:
Misture o milho com o leite, coe e passe por uma peneira. Adicione o açúcar e leve ao fogo até dar o ponto. Corte e coloque em uma vasilha. Polvilhe a canela por cima. Leve à geladeira.

Rapadura Fortificada
Ingredientes:
1 rapadura ralada (ou açúcar mascavo derretido)
1 colher (sopa) de água
1 colher (sopa) de gengibre
3 colheres (sopa) de farelo torrado
Gergelim, amendoim ou coco ralado seco
Modo de preparar:
Misture todos os ingredientes e leve ao fogo.

Rapadurinha
Ingredientes:
½ kg de açúcar (mascavo é melhor)
1½ litro de água
2 copos de sementes torradas e moídas (gergelim, amendoim, abóbora, etc.)
½ xícara (chá) de farinha de mandioca
½ xícara (chá) de farelo torrado
1 colher (chá) de gengibre ralado
Modo de preparar:
Leve ao fogo o açúcar com a água até formar uma calda. Misture o restante dos ingredientes e mexa bem. Desligue o fogo e continue a mexer até açucarar. Despeje em uma forma e corte em quadradinhos.

Sorvete
Ingredientes:
250 gramas de gordura vegetal
1 copo de açúcar
2 copos de leite fervente
4 gemas
1 colher (sopa) de farelo torrado
Modo de preparar:
Bata no liquidificador todos os ingredientes por 12 minutos. Bata claras em neve e misture o creme. Acrescente 100 gramas de ameixa, coco ou outra fruta. Se preferir, 2 colheres (sopa) de chocolate.

Torta de Fubá com banana

Ingredientes:

12 bananas nanicas (casca verde)
1 colher (sopa) de canela em pó
1 xícara (chá) de leite
3 ovos inteiros
3 colheres (sopa) de margarina
1½ xícara (chá) de fubá
½ xícara (chá) de farelo
2 colheres (sopa) de farinha de trigo
1 colher (sopa) de fermento

Modo de preparar:

Caramelize uma forma redonda média. Forre as bananas com canela. Em separado, bata os ovos com a margarina e acrescente o leite. Acrescente os outros ingredientes e despeje as bananas. Leve ao forno até dourar. Para desenformar, coloque sobre a chama do fogão.

RENOVA GRAF
www.renovagraf.com.br